ARMÉES EN CAMPAGNE

CONSIDÉRATIONS

RELATIVES AUX

HOMMES ET AUX CHEVAUX

PAR

M. E. DECROIX

VÉTÉRINAIRE EN PREMIER, CHEVALIER DE LA LÉGION D'HONNEUR,
Rédacteur de la *Revue Vétérinaire*,
Membre titulaire de la Société impériale et centrale de Médecine vétérinaire,
de la Société impériale d'acclimatation et de la Société protectrice
des animaux de Paris ;
Membre fondateur de la Société de Médecine d'Alger, du Comité de la viande de
cheval et de l'Association française contre l'abus du tabac ;
Membre correspondant de la Société centrale de Médecine du département
du Nord, de la Société d'Agriculture
et de la Société
de Climatologie d'Alger, des Sociétés protectrices des animaux de
Fontainebleau et de Dresde ;
Membre honoraire de la Société protectrice des animaux de Palerme.

PRIX : **2** FRANCS. — AU PROFIT DES PAUVRES.

PARIS

CHEZ DENTU, LIBRAIRE-ÉDITEUR

GALERIE D'ORLÉANS, 17, PALAIS-ROYAL.

1870

ARMÉES EN CAMPAGNE

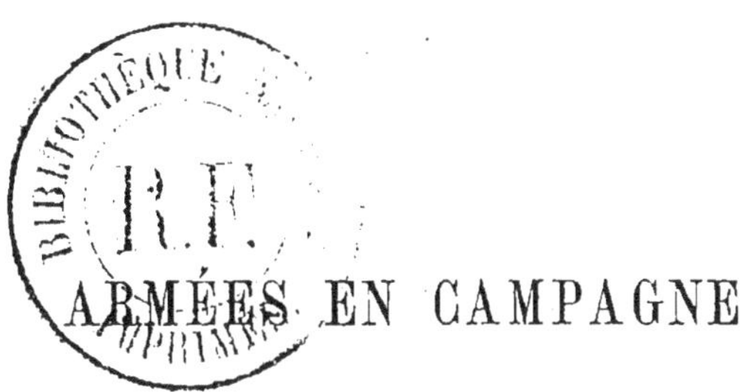

CONSIDÉRATIONS

RELATIVES AUX

HOMMES ET AUX CHEVAUX

ARMÉES EN CAMPAGNE

CONSIDÉRATIONS

RELATIVES AUX

HOMMES ET AUX CHEVAUX

PAR

M. E. DECROIX

VÉTÉRINAIRE EN PREMIER, CHEVALIER DE LA LÉGION D'HONNEUR,
Rédacteur de la *Revue Vétérinaire*,
Membre titulaire de la Société impériale et centrale de Médecine vétérinaire,
de la Société impériale d'acclimatation et de la Société protectrice
des animaux de Paris;
Membre fondateur de la Société de Médecine d'Alger, du Comité de la viande de
cheval et de l'Association française contre l'abus du tabac;
Membre correspondant de la Société centrale de Médecine du département
du Nord, de la Société d'Agriculture
et de la Société
de Climatologie d'Alger, des Sociétés protectrices des animaux de
Fontainebleau et de Dresde;
Membre honoraire de la Société protectrice des animaux de Palerme.

PRIX : **2** FRANCS. — AU PROFIT DES PAUVRES.

PARIS

CHEZ DENTU, LIBRAIRE-ÉDITEUR

GALERIE D'ORLÉANS, 17, PALAIS-ROYAL.

1870

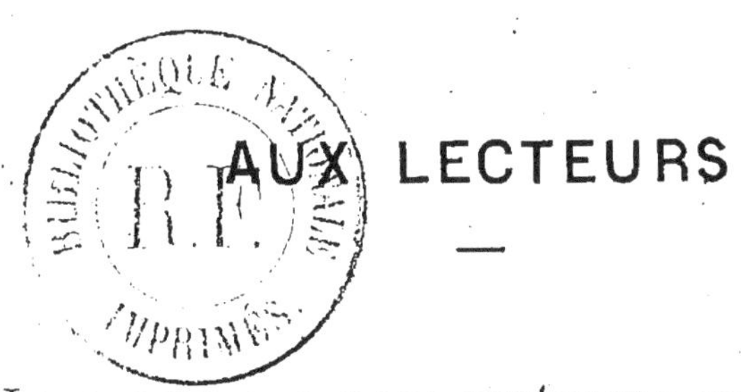 AUX LECTEURS

—

La guerre que nous soutenons en ce moment pour refouler une invasion étrangère, me détermine à publier quelques chapitres sur des sujets intéressant les hommes et les chevaux des armées en campagne.

Ce travail — dont une partie a déjà paru d'autre part — ne saurait être bien utile aux militaires qui ont l'expérience des expéditions; mais s'il rend quelques services à ceux qui vont à l'ennemi pour la première fois, le but que je poursuis sera atteint.

Pour que l'on ne perde pas son temps à chercher dans cette brochure ce qui n'y est pas, et que l'on puisse savoir de suite ce qui s'y trouve, je donne ci-contre la table analytique détaillée des différentes questions traitées.

Paris 25 août 1870.

TABLE ANALYTIQUE

—

———

NOTA. — *Exécuté à la hâte et pendant la nuit, à cause
des nombreuses occupations du jour, cet opuscule laisse sans
doute à désirer sur plusieurs points pour lesquels l'auteur fait
appel à l'indulgence du lecteur.*

CHAPITRE I.

—

LA NÉCESSITÉ
DE LA DISCIPLINE MILITAIRE

———

Les jeunes gens qui sont appelés sous les drapeaux, trouvent bien pénible le changement qui existe entre la liberté dont il jouissaient au foyer domestique et la régularité, la subordination de la vie militaire.

Ceux qui font partie de la Garde mobile sont peut-être plus disposés à murmurer contre la discipline militaire que ceux qui sont incorporés dans l'armée permanente.

Les quelques actes de légèreté dont j'ai entendu parler me déterminent à écrire quelques lignes sur la question, en me plaçant au double point de vue des jeunes gens et de l'organisation de l'armée.

1º Ce dont les jeunes soldats se plaignent le plus ordinairement, c'est d'être obligés de se lever de bonne heure, de prendre leurs repas et de faire l'exercice à des heures fixes et déterminées à l'avance. Beaucoup, parmi eux, trouvent encore fort ennuyeux, surtout s'ils ont été habitués à faire leur volonté, de ne pouvoir s'absenter quand ils le veulent; d'être tenus

de rentrer à telle heure et d'être exposés aux punitions. Mais ce qui est bien plus désagréable encore pour
les jeunes gens élevés dans l'aisance, c'est de manger
une nourriture peu recherchée; de faire certaines corvées fatigantes, et de coucher en commun sur un lit
qui est loin de valoir celui de la maison paternelle.

D'autre part, il leur paraît humiliant de recevoir des
ordres d'un supérieur, sans qu'il leur soit permis de
faire aucune observation, et qu'il leur faille toujours
obéir promptement et sans hésitation, même lorsqu'ils
sont commandés pour aller à l'ennemi, où peut-être il
y a de grands dangers à courir.

Tels sont, sauf quelques variantes, les griefs que
formulent des jeunes gens, en petit nombre, il est vrai,
contre les nouvelles conditions dans lesquelles ils se
trouvent en entrant au service.

Voyons maintenant les choses au point de vue de la
force de l'armée et des intérêts du pays.

2° En consultant l'histoire, on constate qu'en tous
temps et en tous lieux, aussi bien chez les peuplades
les plus sauvages que chez les nations les plus civili-
sées, il y a toujours eu des chefs auxquels on a dû
obéir, de bonne volonté ou de force.

Dans l'ordre militaire, le commandant en chef ne
pouvant tout voir et tout commander par lui-même, a
nécessairement des subalternes occupant divers degrés,
et investis de ses pouvoirs; de sorte que le plus humble
grade représente, dans une certaine limite, le grade
le plus élevé : ce n'est pas à l'homme que l'on obéit,
c'est à la fonction.

Quand un chef, quelle que soit sa position hiérarchique, s'absente ou meurt, celui qui vient immédiatement après, par rang de grade, en prend les fonctions, et de subalterne devenant chef instantanément, commande dans toute l'étendue et avec toute l'autorité attachée à la fonction.

L'obéissance n'est pas obligatoire uniquement pour le simple soldat commandé par le caporal, elle est également obligatoire à tous les degrés de la constitution militaire; si les inférieurs ont des devoirs à remplir, ceux qui occupent des rangs élevés en ont de bien plus grands encore, et ils ont aussi une bien plus grande responsabilité.

Il est plus facile de bien obéir que de bien commander. Celui qui veut apprendre à bien commander doit d'abord apprendre à bien obéir. Tout homme qui entre dans la carrière militaire — régiment ou école — prend le *dernier rang*. On ne peut arriver aux grades élevés, dans l'armée française, qu'après avoir passé par les grades inférieurs. On a d'autant plus de chances d'arriver vite à commander, que l'on se soumet soi-même plus entièrement et plus volontairement aux exigences de la discipline.

Il n'y a guère que les mauvais soldats (et les mauvais élèves dans les écoles) qui se plaignent amèrement de la sévérité de la discipline.

Pour démontrer péremptoirement combien l'obéissance absolue aux ordres donnés est nécessaire; il suffit de réfléchir à ce que deviendrait une armée où chacun voudrait commander...

Se figure-t-on une armée où le soldat ne voudrait pas se soumettre au caporal!.. Se fait-on une idée d'un

commandant en chef qui serait obligé de faire connaître
son plan d'attaque aux officiers, plan dont le secret est
une condition absolue de succès!...

Voici ce que nous lisons dans les principes généraux
de la subordination :

« La discipline faisant la force principale des armées,
» il importe que tout supérieur obtienne de ses subor-
» donnés une obéissance entière et une soumission de
» tous les instants; que les ordres soient exécutés litté-
» ralement, sans hésitation et sans murmure : l'autorité
» qui les donne *est responsable* et la réclamation n'est
» permise à l'inférieur que lorsqu'il a obéi. »

Ce qui rend notre armée si admirable et si puissante,
c'est que les droits et les devoirs de chacun, depuis le
plus petit jusqu'au plus grand, sont minutieusement
tracés, de manière à ne rien laisser à l'arbitraire.

C'est grâce à la discipline que des éclaireurs, dédai-
gnant le danger, s'en vont presque seuls à la recherche
d'un ennemi qui non-seulement peut leur donner la
chasse, mais les cerner, leur couper la retraite, ce qui
est le but vers lequel on doit tendre.

On lit quelquefois dans certains journaux :

Des éclaireurs ont été aperçus ; on les a mis en fuite...

Il ne faut pas chercher à les mettre en fuite; il faut,
autant que possible, se cacher derrière une maison ou
dans un replis de terrain, afin de les *cerner et de les
prendre.*

C'est encore cette exécution *sans hésitation* des ordres
donnés, qui nous transporte d'une douloureuse admira-
ration, lorsque, dans une bataille, un régiment va se
sacrifier pour sauver une armée; témoin ce régiment

de cuirassiers qui se fit presque anéantir pour permettre au maréchal Mac-Mahon d'exécuter sa glorieuse retraite de Wissembourg.

Je dis glorieuse retraite ; car, quand on a fait à l'ennemi beaucoup plus de mal qu'il n'a pu nous en faire, on l'a vaincu. Et s'il est permis de se réjouir d'avoir tué un soldat ennemi, un franc-tireur qui a tué deux soldats prussiens sans se laisser tuer lui-même, peut chanter un *Te Deum* d'actions de grâce, car il a remporté une grande victoire (1).

---

(1) Le franc-tireur qui est en présence d'un cavalier éclaireur ou maraudeur, doit viser l'homme de préférence. Il est difficile de blesser le cheval au point de l'empêcher de courir encore pendant quelque temps. Le cheval libre est inoffensif ; le cavalier libre est encore un ennemi à redouter.

CHAPITRE II.

—

CHEVAUX DES ARMÉES EN CAMPAGNE

—

Blessures par le harnachement et par les armes à feu.

Il est plus difficile de former un régiment de cavalerie qu'un régiment d'infanterie. Les chevaux sont plus clair-semés que les hommes, et, en temps de guerre, bien souvent l'armée est obligée de recourir à l'étranger pour se remonter. On ne saurait donc apporter trop de soins et de précautions pour conserver dans le rang le plus de chevaux possible.

Causes d'indisponibilité. — Une des causes qui, en campagne, rendent le plus d'animaux indisponibles, ce sont les blessures causées par la selle. Une foule de modifications plus ou moins heureuses ont été faites au harnachement depuis une soixantaine d'années, sans que l'on ait trouvé un modèle pouvant prévenir complétement les blessures.

Un régiment qui, en France, n'aurait pas de chevaux blessés pendant les manœuvres ou pendant les marches des changements de garnison, s'exposerait à de graves mécomptes s'il supposait qu'il en serait de même en campagne. Bien plus, il est démontré par l'expérience que le même régiment, le même escadron, peuvent avoir beaucoup de chevaux blessés dans une expédition et n'en avoir presque pas dans une autre, quoique le harnachement n'ait pas été changé.

Cette différence tient souvent à des causes indépendantes du harnachement. Nous allons examiner les plus importantes de ces causes, en passant successivement en revue les chevaux de selle, ceux de bât et ceux de trait.

§ I.

BLESSURES CAUSÉES PAR LA SELLE.

Ajustage de la selle. — Généralement les selles sont trop étroites du devant; de là, les blessures plus fréquentes de chaque côté du garrot qu'ailleurs. Tel harnachement qui est bien ajusté à la garnison, sera trop grand après quelques mois d'expédition, lorsque les privations et les fatigues auront amené l'amaigrissement.

Poids de la charge. — Et d'abord, rappelons que la charge (poids du cavalier, du harnachement, de l'équipement) exerce sur le dos du cheval une pression plus ou moins grande, mais toujours considérable, eu égard à la surface de contact, c'est-à-dire à la région ilio-spinale qui, seule, doit supporter le poids. Les régions spinale et costale, ainsi que le garrot, doivent être exempts de toute pression, parce que la peau, comprimée entre les os de ces régions et le harnachement, serait bientôt blessée. D'autre part, n'oublions pas que les tissus (peau, muscles, etc.) ne peuvent supporter qu'un certain poids, au delà duquel les vaisseaux capillaires ne peuvent plus charrier les liquides nourriciers, ni les nerfs permettre le passage de l'influx nerveux.

Effets des intempéries. — Dans les conditions ordinaires, le poids de la charge est calculé de manière à être supporté sans déterminer d'accidents, si la selle est bien adaptée. Mais en campagne, par les temps pluvieux, lorsque la tente, le harnachement, les effets du cavalier sont mouillés, couverts de boue, la charge est augmentée d'un tiers environ ; et comme elle doit être supportée par une surface de 6 à 8 décimètres carrés, on peut évaluer la moyenne de pression sur chaque décimètre à environ 30 kilogrammes. Si cette pression est de courte durée, les tissus reviennent peu à peu à leur état normal ; si, au contraire, elle est exercée pendant une longue journée de marche, il en résulte dans les fonctions vitales une perturbation qui, chez quelques animaux, aura pour conséquence une congestion, une inflammation et bientôt un cor suivi de blessure, si l'on continue à marcher.

Une autre cause dont il faut tenir compte, c'est que la pluie n'a pas seulement pour inconvénient de surcharger les chevaux, elle rend encore la peau moins résistante aux frottements, et la couverte plus raide, plus épaisse et plus irritante.

A cheval par alerte. — Il arrive souvent que les cavaliers n'ont pas le temps d'apporter tout le soin désirable à bien seller ; souvent il faut monter à cheval avant le jour, et quelquefois par alerte. Alors la couverte peut

faire un faux pli, une courroie et même une poche
fer peut se trouver engagée sous le panneau et déterminer une blessure, quel que soit le modèle de la selle.

On peut objecter que ce sont là des exceptions; mais je
ferai remarquer que, telle cause exceptionnelle agissant
aujourd'hui, telle autre demain, il n'est pas surprenant
qu'après une dizaine de jours de marche, on trouve,
par escadron, une quinzaine de chevaux plus ou moins
blessés. Il suffit qu'au moment de l'entrée en campagne,
on ait une semaine de mauvais temps pour que beaucoup
de blessures se déclarent et persistent pendant longtemps,
parce que l'on n'a pas assez de loisirs pour laisser guérir
les plaies, et surtout pour permettre aux cicatrices de
résister à une nouvelle pression. C'est ce qui est arrivé
pendant la campagne d'Italie : la deuxième quinzaine
de mai a été très-pluvieuse, aussi avons-nous eu beaucoup de chevaux blessés.

C'est principalement au début des expéditions que
les blessures se déclarent; après quelques jours de
marche, le dos des chevaux est habitué à la charge et
résiste mieux au frottement et à la pression.

Difficultés de terrain. — Elles sont une des causes déterminantes de blessures; non pas seulement parce que,
dans les montées et les descentes rapides, la selle glisse
en arrière ou en avant et perd de son assiette, mais
encore parce qu'elles donnent lieu à des à-coups dans
la marche; les allures sont ralenties aux passages où il y
a des obstacles; souvent il faut dédoubler; ensuite
il faut partir au trot pour rejoindre.

Lorsque l'on est en pays ami, la colonne peut, sans
danger, rester déployée par deux; quand au contraire on

est en expédition, quatre escadrons ainsi déployés occu-
peraient une étendue compromettante.

Les marches de nuit sont très-dangereuses au point
de vue des blessures, surtout lorsque le pays est peu
connu et les chemins mauvais. Ces sortes de marches
sont fréquentes en Algérie ; sans elles, il n'eût guère
été possible de faire toutes les razzias, conséquence et
souvent terminaison des expéditions. Pendant ces marches à l'improviste, il est défendu de sonner de la
trompette, *de fumer*, de crier et même de parler
haut : le plus grand silence est nécessaire au succès de
l'entreprise.

Perte de la distance. — Or, dans ces conditions, voici
ce qui arrive presque toujours : on rompt les escadrons
par deux, plus rarement par quatre ; à une distance
plus ou moins éloignée du bivac, on arrive à un passage
étroit, à un ruisseau, à un pont, etc., où l'on ne peut
marcher que par un, il faut dédoubler ; la droite continue à marcher posément ; pendant ce temps, la colonne
se masse derrière l'obstacle, où l'on passe par un, en
ralentissant la marche, de crainte que le cheval ne fasse
un faux pas dans les pierres et les trous ; chaque cavalier perd ainsi un ou deux mètres de distance, ce qui
fait, pour quatre escadrons à 120 chevaux, un retard
de près d'un kilomètre, auquel il faut ajouter le dédou-
blement, soit environ 1,500 mètres. Le premier peloton
a bientôt rattrapé le commandant de la colonne, il lui
suffit d'allonger un peu l'allure ; mais il n'en est pas
de même du dernier, qui doit nécessairement parcourir au trot plus d'un kilomètre. Lorsque les escadrons
se sont reformés, un nouvel obstacle se présente, ainsi

que le même temps d'arrêt, suivi d'un autre temps de trot. Si, au lieu de quatre escadrons, il y en a un plus grand nombre, les inconvénients augmentent dans la même proportion.

En théorie, on pourrait dire qu'il n'y a qu'à masser la colonne après le passage difficile. Mais comme ces passages sont quelquefois très-fréquents on pourrait rester à cheval pendant une journée entière pour parcourir trois ou quatre lieues.

Tout ce que l'on peut faire et que l'on fait de temps en temps, ce sont de petites haltes de ralliement.

Allures inconsidérées. — Les choses ne se passent pas toujours aussi bien que je viens de le dire ; les cavaliers ne rejoignent pas tous à un trot modéré ; les chevaux s'impatientent, notamment les chevaux entiers de l'Algérie ; quelques-uns prennent le petit galop. Alors les cavaliers suivants, après avoir perdu un peu de terrain sur leurs chefs de file, sont obligés de partir aussi au galop, et tous ceux qui sont derrière font de même. Et voilà comme quoi, la tête de colonne marchant à un pas modéré, une queue plus ou moins longue part au galop et même à la charge.

Quelquefois, un officier, à la tête de sa troupe, continue à trotter, laissant galoper ceux qui sont devant lui ; mais alors il peut arriver qu'il y ait une bifurcation de la route ou un changement de direction dans la marche, et que l'on ne sache plus de quel côté est la tête de la colonne.

Les inconvénients dont il vient d'être question sont d'autant plus à redouter, que les colonnes sont plus considérables, les chemins plus mauvais, le pays moins connu, etc. ; mais ils exercent plus ou moins leur influence dans toutes les expéditions, même lorsque les routes sont très-belles. En Italie, par exemple, le 6 juin 1859, après avoir passé le Tessin et avoir commencé notre installation à Magenta, on monta à cheval par alerte, et on partit à la poursuite de je ne sais quel général autrichien. Tandis que la tête de la colonne marchait à un trot modéré, la queue allait au galop, et quand elle s'était trop massée, elle marchait au pas, puis repartait au galop. Ces à-coups sont ordinairement la faute de quelques cavaliers qui perdent ou qui gagnent du terrain et qui influent sur l'allure de tous les chevaux suivants.

Chose étonnante, les mêmes à-coups se produisent également dans les voitures des convois, lorsqu'elles voyagent la nuit ; il suffit qu'une ou deux voitures prennent le trot pendant quelques instants, pour que toutes celles qui sont derrière s'en ressentent, et que, tandis que la droite du convoi marche au pas, la gauche passe alternativement du repos au trot et réciproquement. Citons comme exemple le trajet parcouru par notre convoi dans la nuit du 12 au 13 juin, pour aller de Tranassano à Calvarano (l'orthographe de ces noms laisse peut-être à désirer).

On se fait difficilement une idée du résultat qu'une cause insignifiante peut produire dans une colonne composée de plusieurs régiments : Le jour où nous avons traversé l'Adda (petite rivière), vers quatre heures du soir, nous marchions tranquillement au pas, dans un beau chemin situé au milieu d'un bois, lors que tout à coup, on met le sabre à la main et on part au galop... On n'entendait pas un coup de canon, pas un coup de fusil... Que se passait-il donc ?

Après avoir parcouru cinq à six cents mètres (ceux qui étaient derrière ont galopé plus longtemps, comme toujours), on s'arrêta court...

Voici le *rien*, cause de cette alerte :

La tête de colonne entrant dans un village, avait trouvé la garde nationale sous les armes. La politesse exigeait que l'on mît le sabre à la main, tout en continuant à marcher au pas.

Au bruit causé par la sortie de la lame de sabre, quelques chevaux irritables ou peureux avaient fait un mouvement brusque en avant; les suivants, pour regagner leur distance, étaient partis au trot, la distance parcourue à cette allure augmentant de trois ou quatre mètres par cheval, le vingtième ou le trentième, vraisemblablement, avait pris le galop, et ce mouvement s'était propagé jusqu'à l'extrême gauche, en prenant de l'accroissement à chaque cheval.

Allure des chevaux de la tête de colonne. — L'allure moyenne des chevaux en troupe est à peu près de six kilomètres à l'heure. Si le chef de la colonne a un cheval parcourant sept à huit kilomètres, comme cela se voit exceptionnellement, un quart des chevaux est obligé de trottiner d'un bout à l'autre de l'étape, ce qui est très-fatigant, impatientant pour les cavaliers et propre à déterminer des blessures. Lorsque, au contraire, on ne parcourt que cinq kilomètres environ à l'heure, les hommes et les chevaux se négligent, s'endorment, et les atteintes sont à craindre.

Surcharge de bois, d'eau, de fourrage, etc. — Il arrive quelquefois, en expédition, que le bois manque absolument, et que l'eau est rare et mauvaise dans les endroits où il faut installer les bivacs. Or, quand les soldats ont été ainsi pris au dépourvu deux ou trois fois, ils deviennent prudents : lorsqu'ils passent dans un bois ou près d'une bonne fontaine, ils font leurs provisions et chargent leurs chevaux pour avoir de quoi faire la cuisine en arrivant à l'étape ; quelquefois même ils emportent de l'eau et du bois d'un bivac à un autre, dans la crainte, quelquefois non fondée, de ne pas en trouver en arrivant.

Dans l'intérêt des hommes et des chevaux, on doit faire savoir, autant que possible, si à tel endroit on trouvera, oui ou non, ces deux matières de première nécessité, afin d'épargner des peines inutiles.

En expédition, la ration d'avoine, d'orge ou de maïs est presque toujours assurée ; mais la ration de fourrages fait souvent défaut, surtout dans les pays où l'agriculture est arriérée et où l'on ne récolte que peu ou point de foin ; il arrive quelquefois que l'on remplit les sacs à distribution et qu'on les transporte sur les chevaux pendant plus ou moins longtemps, selon la distance à parcourir pour atteindre le bivac.

Manière de fixer la surcharge. — Il n'est pas indifférent, eu égard aux blessures, de fixer un sac de foin, par exemple, devant ou derrière ; mais il ne peut y avoir de règle absolue. Lorsque l'arcade postérieure supporte déjà le poids de trois ou quatre rations de pain, de grain, plus une foule d'autres objets à l'usage du cavalier et du cheval, il est préférable de fixer le sac à l'arcade antérieure ; lorsque, au contraire, le devant de la selle est plus chargé que le derrière, il faut chercher à rétablir l'équilibre en l'attachant à l'arcade postérieure.

A cette règle il y a des exceptions : si le cheval commence à se blesser au garrot, il est préférable de fixer la surcharge au troussequin, et, au contraire, de la fixer au pommeau lorsqu'une blessure existe sur les reins (rognonné), sans trop avoir égard à l'inégalité dans la répartition. Mais quel que soit l'endroit où l'on attache le fourrage, il en résulte toujours une augmentation notable et dangereuse dans la pression exercée par la selle sur la surface de contact.

Pour éviter cet inconvénient, on peut maintenir le sac sur la croupe ou sur le porte-manteau, en laissant les courroies de paquetage assez lâches pour qu'elles ne le fassent pas porter par la selle ; on peut encore le placer tout simplement à cheval sur l'encolure, en avant de la selle. En ce cas, on pourrait craindre que, dans cette position, un sac de vert pesant 30 à 40 kilog., par exemple, ne déterminât des accidents. Il n'en est rien : le ligament cervical qui forme la base du bord supérieur du cou est extrêmement puissant chez le cheval ; il peut supporter pendant longtemps une forte charge, pourvu que le sac pose bien à plat, qu'il ne soit pas tordu comme une corde. J'ai vu maintes fois les chevaux faire des étapes avec des sacs sur l'encolure, sans qu'il en résultât le moindre accident.

En pays ennemi, ce mode de transport a un avantage qui n'est pas à dédaigner.

Citons un exemple :

Au mois de novembre 1849, pendant le siége de

Zaatcha (Algérie), la cavalerie allait tous les jours ou tous les deux jours au vert —*alpha, stipa tenacissima*— à une lieue ou deux du bivac. Les Arabes résolurent un jour d'attaquer la corvée, qui était escortée par un bataillon de tirailleurs indigènes. A cet effet, ils se massèrent dans Bouchagronne, oasis située à 2 kilomètres de notre camp. Lorsque nous repassâmes à 1 kilomètre de cette oasis, ils sortirent de leurs murs et nous serrèrent de près. Nous continuâmes néanmoins à marcher au pas, protégés que nous étions par l'infanterie déployée en tirailleurs. Mais lorsque nous arrivâmes à 7 ou 800 mètres de nos avant-postes, le commandant des turcos envoya dire à M. de Mirbeck, colonel du 3e chasseurs d'Afrique, que l'affluence des Arabes était telle, que son mouvement de retraite devenait de plus en plus périlleux. Le colonel donna l'ordre de jeter instantanément les sacs à terre, de faire demi-tour individuellement et de charger. — Si les sacs eussent été fixés à la selle par des courroies, il eût fallu beaucoup plus de temps pour décharger les chevaux.

En un clin d'œil, l'infanterie fut dégagée et les Arabes refoulés jusque dans leurs murs. Malheureusement, l'ordre fut mal compris, mal exécuté, de sorte que beaucoup de fantassins ennemis purent échapper à la mort qui les attendait.

Sanglage excessif.—On voit souvent les cavaliers sangler leurs chevaux de toutes leurs forces et profiter encore de la première halte pour ressangler, si c'est possible. Cette manière de procéder n'a pas seulement pour inconvénient de gêner les fonctions respiratoires et digestives en comprimant à outrance le poumon et l'estomac, mais encore, elle suffit, à elle seule, pour déterminer des blessures. Les plaies du passage des sangles n'ont pas d'autre cause, puisque la charge ne porte pas en cet endroit. En évaluant à 20 kilog. la puissance employée pour sangler, la compression sera de 20 kilog. aussi bien sous la poitrine que sur le dos, où elle s'ajoute à celle exercée par le poids de la charge. Il ne faut pas sangler au point que l'on ne puisse introduire le doigt sous la sangle par un léger effort.

En règle générale, il serait préférable, au point de vue du bien-être du cheval, de serrer moins la sangle, le poitrail et la croupière, surtout si l'on ne doit pas quitter les routes carrossables

Le desseller intempestif. — Si la manière de seller, de charger et de voyager a de l'influence sur la production des blessures, la manière de desseller n'en a pas moins. Après une longue étape, si l'on desselle de suite, il est probable que plusieurs chevaux par escadrons auront des tumeurs sanguines pendant la nuit. Le cavalier qui avait vu le dos de son cheval intact en dessellant, resselle le matin avant le jour sans romarquer la tumeur, et ce n'est qu'après une nouvelle journée de marche qu'il s'aperçoit de l'accident.

<h2 style="text-align:center">§ II.</h2>

BLESSURES DES BÊTES DE SOMME.

Dans les pays sillonnés de routes carrossables, les transports de la guerre se font en majeure partie avec des voitures. Dans les pays accidentés, impraticables pour les voitures, comme l'Algérie, le matériel est transporté à dos de cheval ou de mulet. Alors les blessures sont plus nombreuses et plus graves, proportion gardée, que celles causées par la selle.

Toutefois, il y a une différence à établir entre les mulets de l'artillerie, du génie et du train, d'une part, et les mulets affectés au transport des bagages des officiers d'infanterie et de cavalerie, d'autre part. Les premiers sont bâtés, chargés et conduits sous la surveillance d'officiers, de sous-officiers et de soldats dont la plupart ont assez d'expérience. C'est surtout sur les animaux de l'infanterie que se fait sentir la fâcheuse influence des mauvais temps et des mauvais chemins, des bâts défectueux et des charges excessives, de l'inintelligence et de la brutalité des muletiers.

Bâts mal ajustés.— Ordinairement, voici comment les choses se passent :

Un régiment reçoit l'ordre de partir en expédition. Les officiers s'empressent d'acheter le matériel de campagne, dont un bât pour la bête de somme — cheval ou mulet. — Quelquefois on a un bât avant d'avoir le dos sur lequel il doit être adapté, ou plutôt placé sans être ajusté, quelles que soient ses dimensions. (Je me hâte de dire que j'ai vu d'heureuses exceptions.) D'un autre côté, les officiers de cavalerie changent presque à chaque expédition leurs animaux de transport, quoiqu'ils aient toujours le même bât.

Si, dans une vingtaine de selles, il est quelquefois difficile d'en trouver une qui ne blesse pas, il est presque impossible que l'unique bât qu'un officier possède s'adapte convenablement sur le dos du premier cheval venu.

Bâts mal confectionnés. — Les selliers des régiments et les bourreliers civils, ne faisant des bâts qu'exceptionnellement, sont loin d'avoir tous l'habileté désirable. Le plus souvent, la courbe — la charpente — n'est pas assez arrondie; le bât a trop la forme d'un V renversé; il exerce une compression exagérée sur les côtes, et il ne porte pas assez sur le dos proprement dit, sur la région ilio-spinale, région normale de contact. Le bord inférieur devrait être cintré en douve de tonneau, d'avant en arrière, pour se mettre en rapport avec la convexité de la poitrine. La sangle n'est pas assez large ; elle assujettirait mieux si elle se terminait par deux branches, dont l'antérieure empêcherait la charge de basculer en arrière dans les montées, et la postérieure de basculer en avant dans les descentes.

Rembourrage, couverture. — Certainement, on peut améliorer un bât par un bon rembourrage; mais c'est là une opération difficile, qui se fait le plus souvent à la hâte, au moment du départ et qui laisse beaucoup à désirer. Il faut savoir aussi qu'un premier rembourrage s'affaisse promptement, et qu'au bout de peu de jours il faut le compléter ou le modifier. On peut obvier en partie à cet inconvénient, en plaçant sous le bât une couverte pliée en quatre, en huit ou en douze. Mais, alors, si le muletier n'a pas la précaution de la bien relever de manière qu'elle n'appuie pas sur l'épine dorsale, elle peut déterminer des blessures très-graves et même mortelles, surtout lorsqu'elles ont leur siége au garrot. La charpente en bois ne pouvant s'écarter, et se resserrant plutôt, devient quelquefois trop étroite par cette adjonction de seize épaisseurs de couverte—huit de chaque côté ; — de là, des blessures effrayantes sur les parois de la poitrine, où le bât ne devrait exercer qu'une pression modérée pour empêcher le ballottement. J'ai vu bien des fois la peau et les muscles tomber en gangrène, et laisser à découvert quatre ou cinq côtes !...

Manière de charger. — Pour charger convenablement un mulet, il faut une grande habitude ; aussi, un bon muletier est-il un homme rare et précieux.

On néglige trop ce principe de physique, savoir : que la stabilité est d'autant plus grande que le centre de gravité est situé plus bas, relativement à la base de sustentation. La plupart des bâts d'officiers que j'ai vus, y compris les miens, ne descendent pas assez, n'embrassent pas assez le cheval. Les cantines seraient mieux assujetties, si elles descendaient plus bas et si leurs chaînes étaient fixées plus haut, près de la porte. — Je parle des cantines que j'ai vues en Algérie.

Pour que le chargement fût bien fait, il faudrait que les objets les plus lourds fussent placés en bas et les plus légers en haut. C'est l'inverse qui a lieu : en bas, dans les cantines, sont les effets de l'officier, en haut, sur les cantines, sont l'avoine ou l'orge, les piquets, la tente, etc. Le centre de gravité étant presque toujours plus élevé que la base de sustentation (le dos), il en résulte qu'à chaque pas, il y a un mouvement de bascule d'avant en arrière et d'un côté à l'autre ; c'est au point que des charges, parfaitement équilibrées au repos, tournent ou tombent en arrière ou en avant dans les passages un peu difficiles.

Surcharge. — Un animal qui a un chargement modéré par le temps sec, est chargé à outrance quand il pleut ; rien que la tente a plus que doublé de poids. Tous les autres objets de campement sont aussi plus pesants. A chaque étape, la répartition de la charge doit être modifiée en raison des variations atmosphériques et de l'augmentation ou de la diminution des vivres des hommes et des animaux ; c'est là ce qui rend difficile la manière de charger.

Le moment critique, c'est le départ du bivac ; le muletier doit se retourner souvent pour voir si la charge est en équilibre et si rien ne se dérange. Les négligents, les fainéants marchent droit devant eux, sans s'inquiéter de rien, jusqu'à ce que la charge soit tournée, ou bien s'ils s'aperçoivent qu'elle penche un peu, ils espèrent qu'elle se maintiendra jusqu'à la halte, quoique, abstraction faite du *versement*, il puisse résulter des blessures du côté où penche la charge.

Dans l'intérêt des bêtes de somme, il est bon de faire une petite pose peu de temps après le départ du bivac, pour donner au muletier le temps de faire les rectifications, notamment dans les pays accidentés, où l'on voit le plus de blessures.

Avantage du cheval de selle sur la bête de somme. — Lorsque la cavalerie fait une petite halte ou qu'elle s'arrête quelque temps à un passage étroit ou dangereux, les hommes mettent pied à terre et déchargent ainsi leurs chevaux. Mais les animaux de transport conservent la charge sur le dos ; quelquefois même ils ne sont pas déchargés à la grande halte, soit parce que celle-ci doit être de courte durée, soit parce que les derniers arrivés sont trop en retard.

§ III.

CHEVAUX DE TRAIT.

La sellette doit être ajustée avec les mêmes soins que la selle et le bât. Mais serait-elle dans de moins bonnes conditions, que les blessures seraient cependant plus rares que chez les chevaux de selle, parce que les voitures à deux roues, livrées aux régiments pour le transport des bagages, doivent être chargées de manière à ne faire supporter au cheval, en plaine, que de 20 à 30 kilog. Lorsque la charge est mal répartie en avant ou en arrière, on peut voir apparaître des engorgements et des blessures sur le dos ou au passage des sangles.

Ce qui doit surtout fixer l'attention, c'est l'appareil de tirage — bricolle ou collier.

La bricole a l'avantage d'être légère, peu coûteuse, et de s'adapter à tous les chevaux. Mais elle a deux graves inconvénients :

1° Elle ne permet pas aussi bien que le collier le déploiement de toutes les forces, sa surface de contact étant étroite et située de manière à gêner le mouvement des épaules ;

2° Elle ne doit pas être appliquée aux chevaux de charrette, parce que les traits sont fixés aux brancards d'une manière immobile.

En effet, chaque épaule du cheval avançant alternativement, doit faire exécuter à la partie correspondante de la bricole un mouvement d'arrière en avant, et c'est ce qui a lieu si le trait est fixé à un palonnier, qui exécute un mouvement de bascule analogue ; mais si le trait est immobile, la bricole ne *prête* pas, et elle exerce à chaque pas un frottement qui cause souvent des blessures.

Le collier est donc, à mon avis, plus favorable à la traction que la bricole, s'il est bien ajusté, c'est-à-dire s'il s'applique bien sur l'épaule, sans pincer le garrot et sans comprimer la trachée.

§ IV.

PRÉCAUTIONS CONTRE LES BLESSURES. — PREMIERS SOINS A LEUR DONNER.

A. — La plus importante des précautions à prendre, c'est de faire adapter convenablement les harnais.

— Les officiers de cavalerie et les selliers savent ajuster une selle

— Pour diminuer notablement les chances de blessures chez les bêtes de somme, il serait à désirer :

1° Que les bâts fussent mieux confectionnés, et ajustés par des hommes compétents, les bourreliers du train, par exemple ;

2° Qu'avant le départ pour l'expédition, les animaux fussent exercés chaque jour, pendant plusieurs heures, avec une forte charge, de manière à s'assurer que les bâts vont bien, et aussi pour habituer la surface de contact à la pression ;

3° Que, pendant les séjours un peu longs, et tant qu'on est en campagne, on fît de temps en temps des promenades, les animaux étant bâtés et chargés.

—Dans le choix d'un collier, un officier doit plutôt

s'en rapporter à un bourrelier consciencieux qu'à lui-même ; car il faut une certaine habitude pour apprécier le mérite de cette partie du harnachement.

Lorsque les chevaux ont été montés pendant quelques heures, il ne faut pas les desseller en arrivant. La selle doit rester sur le dos jusqu'à ce que la surface de contact soit *ressuyée*, ce qui exige souvent deux ou trois heures. La sangle doit être desserrée entre le moment de l'arrivée au bivac et le desseller, pour que la compression diminue *progressivement*.

Pendant quelque temps, au 3e chasseurs d'Afrique, on a fait desseller aussitôt l'arrivée, afin que les chevaux ne brisassent pas les selles en se roulant ; mais on a été obligé de revenir à l'ancien système à cause de l'accroissement du nombre des blessures.

J'ai vu des officiers du train ne faire débâter que fort tard dans la nuit, ou même ne pas faire débâter du tout. J'ai vu aussi des Arabes, très-expérimentés en fait de bêtes de somme, laisser leurs mulets bâtés pendant toute une expédition, ou au moins n'enlever le bât que pour le réparer ou pour examiner le dos du mulet ; il est vrai que le bât arabe n'a pas de charpente en bois et que, en raison de sa souplesse, il gêne moins les animaux que le bât français.

B. *Il y a toujours des blessures.*—Quel que soit le modèle de selle employé et les précautions apportées, il y a toujours en campagne des chevaux blessés. Mais les blessures ne deviennent pas graves instantanément au point de mettre un cheval dans l'impossibilité de travailler. Avec quelques précautions, quelques soins au début, on empêche assez facilement une petite plaie de s'agrandir; ainsi, on diminue la charge; on met le cavalier à pied, par punition ; on modifie le rembourrage ; on pratique des *trous-fontaines* dans le tapis ou la couverte ; on adapte de faux panneaux à l'avant ou à l'arrière ; on râpe la bande à l'endroit où elle blesse ; on plie la couverte de manière à diminuer l'épaisseur à telle ou telle région, etc.

On doit avant tout s'appliquer à éviter les blessures par une surveillance assidue, principalement pendant les premières journées de marche, alors que les harnais n'ont pas encore fait leurs preuves. Mais si, malgré les précautions, un gonflement se déclare *quelques heures* après qu'on a dessellé ou débâté, il faut, sans perdre de temps, appliquer dessus, à l'aide d'un surfaix modérément serré, une éponge, ou un gazon, ou un morceau de couverte plié en beaucoup de doubles, et imbibé d'eau fraîche, d'eau salée ou d'eau blanche. Je dis quelques heures après l'arrivée, parce que la tuméfaction n'apparaît pas immédiatement après que la compression a cessé.

Beaucoup d'officiers, de maréchaux et de cavaliers ont des recettes pour guérir les blessures ; mais ce qui est le meilleur, *au début*, ce sont :

La compression modérée et les médicaments astringents. Parmi ceux-ci, je citerai la pierre de Knopp, dissoute dans l'eau, à la dose d'une once par litre. Toutefois, je ne lui reconnais pas les propriétés merveilleuses que lui attribuent certaines personnes, dont l'admiration va jusqu'à la considérer comme un préservatif infaillible ou comme une panacée universelle.

Lorsque les quelques moyens préventifs et curatifs

que j'ai indiqués sont impuissants à guérir ou au moins à arrêter les progrès des blessures, il faut recourir au vétérinaire, qui a pour mission de traiter les animaux. A lui seul incombe la tâche de panser les plaies, d'opérer ou de temporiser, d'enlever ou de *laisser* les cors; car, en campagne, il faut, selon les circonstances, varier les moyens de traitement pour avoir, dans un temps donné, le plus possible de chevaux dans le rang.

Quand on est souvent en marche, il est bien difficile de guérir complétement les blessures. Il faut beaucoup de temps pour que les cicatrices se consolident. Ce que l'on peut espérer, en règle générale, c'est de les empêcher de s'aggraver et de les maintenir dans un état stationnaire, jusqu'à ce que l'on puisse avoir devant soi plusieurs semaines de repos, afin d'entreprendre un traitement radical.

J'ai vu des officiers qui, pour une petite écorchure, auraient voulu que l'on portât un cheval indisponible; d'autres qui, pour faire croire qu'ils n'avaient pas un cheval blessé, trouvaient toujours que telle plaie, même étendue, n'avait pas de gravité et que le cheval pouvait continuer à être monté. Entre ces opinions extrêmes, il y a un milieu à garder; et le vétérinaire appelé à soigner les blessures sans parti pris, est le juge le plus compétent pour soutenir les intérêts de l'État.

. En fait d'indisponibilité, il faut aussi savoir tenir compte des circonstances :

Le jour d'une bataille, point de traînards : TOUT CHEVAL QUI PEUT GALOPER, *qu'il soit [légèrement boiteux ou fortement blessé,* DOIT PRENDRE PART AU COMBAT.

CHAPITRE III.

ÉVÉNEMENTS BELLIQUEUX

Considérations relatives aux hommes et aux chevaux.

Sous ce titre nous trouvons dans une brochure intitulée : *Nos armées en campagne*, par notre ami M. le Dr Cuignet, un chapitre relatif aux hommes et qui peut être également utile pour les chevaux ; nous le reproduisons presque en entier, nous bornant à ajouter à la fin quelques observations spécialement applicables à la médecine vétérinaire.

« 1° RESSERREMENT ET GÊNE. — ... Les marches, contre-marches, reconnaissances, postes de garde vous accablent ; l'armée est en un groupe tout à fait compacte qui ne vous laisse plus rien de vos coudées franches du camp ordinaire. Toutes les manœuvres, tous les travaux sont tellement concentrés vers la collision imminente, que vous ne trouvez plus ni ouvriers maréchaux, ni bourreliers, ni tailleurs et qu'il faut que vous suffisiez à vos besoins avec ce que vous avez emporté : jours de contention physique et morale qui ne se détend qu'après la bataille, je veux dire après le triomphe, car une défaite élèverait au *summum* d'intensité les disgrâces déjà subies.

» 2° Détente. — Si vous avez su jusque-là vous préserver du mal, si vous avez su jusqu'à ces jours, que l'histoire s'apprête à inscrire dans ses glorieux fastes, préserver vos soldats des plus blessantes atteintes, vous allez voir dans les préliminaires, dans l'action et dans les suites immédiates de ce coup de collier, vous allez voir combien sont généreuses, souples, alertes, vives et braves ces machines humaines qui n'étaient que de lourds paysans ou des numéros matricules au sortir de France, mais qui, au milieu de la fumée aveuglante, du bruit étourdissant, s'enivrent de la lutte, s'exaltent des plus vigoureuses passions et frappent, avec une intelligence spontanée, une raideur d'éclair, des coups qui vous étonnent. Ne regardez pas trop derrière vous, vous verriez s'échapper des rangs quelques-uns de ces impressionnables qui déboutonnent leur culotte, se fourrent dans un trou, se cachent derrière une haie, dans la moisson élevée ou bien s'unissent à six ou huit, sous prétexte de confraternité, pour emporter les premiers blessés ; regardez en avant et admirez ces braves enfants de notre pays, déjà noircis de poudre, ardents à l'assaillement et précipitant la victoire en poussant de la baïonnette ou du sabre un ennemi (1) déjà décontenancé, bientôt vaincu et suppliant. Tous, participants de l'épopée européenne déjà vieille, témoins et acteurs dans les combats plus récents, nous avons au cœur le sûr pressentiment que la première rencontre armée sera un nouveau triomphe !

» 3° Précautions. — Comme la gloire seule ne vous guérira pas de vos blessures, permettez-moi de vous donner pour cette circonstance, qui semble au premier abord étran-

---

(1) Avec le fusil à aiguille, la baïonnette et le sabre ne sont plus guère à redouter. Une compagnie d'infanterie peut défier deux escadrons de cavalerie.   E. D.

gère à mon sujet, quelques enseignements et conseils profi-
tables. Pas un seul mot de ce qui va suivre qui ne soit, je
vous prie de le croire, dicté par l'expérience et par le véritable sentiment d'humanité. Mettre un peu d'ordre dans la
bagarre est un effort digne d'attention.

» Et d'abord, le rapprochement autant que possible des
magasins évitera au soldat corvées, fatigues et mécontente-
ments dans les jours qui précéderont celui où l'on va lus
demander tout son élan, toute sa vigueur.

» La création de soldats porteurs de blessés, mise en pratique par les Russes depuis longtemps, par nous dans lei
derniers mois du siége de Sébastopol, rassurera bien des
esprits timorés et proscrira tout à fait cette habitude acquise
par les lâches ou par les amis trop dévoués de se soustraire
au feu sous raison ou prétexte de secourir un camarade. Les
vieilles troupes ne se permettent cette licence que lorsqu'il
s'agit d'un officier blessé.

» Si on le peut, on rendra à chaque homme toute sa dé-
sinvolture naturelle en laissant au camp, avec les bidons,
outils, fourrages, tentes, mulets, etc. (1), les sacs que nos
habitués de combat, du reste, vident sous la tente ou ailleurs
en ne gardant plus que des carapaces de l'objet trop lourd,
au total, pour des manœuvres rapides. Les conscrits en sont
bien autrement embarrassés. A Traktyr, les Russes, arrivés
au sommet du mont Fedoukine occupé par des zouaves, en
furent chassés tout autant à coups de casseroles qu'à coups de
baïonnettes. Les occupants étaient furieux que le Cosaque
eût osé subrepticement envahir leurs tentes et leurs mé-
nages.

» Enfin, une petite précaution, dont je dirai tout à l'heure

---

(1) J'ai vu des soldats livrer bataille avec le sac au dos, ce qui
les fatiguait et paralysait leur élan.   E. D.

la raison d'être, serait que les hommes fussent nantis d'une bande, d'une compresse et d'un gros bourdonnet de charpie. Ne vous moquez pas de ce supplément.... d'armement, cher guerrier qui lisez, pieds aux chenets : à la prochaine campagne vous ne rirez que du bout des dents, sinon plus tristement encore.

» 4° Préoccupations instinctives. — La mêlée va commencer et le boulet va faire une affreuse concurrence au choléra, au typhus comme fabrique actuelle de morts subites, moment solennel où le plus brave pâlit et se renferme en lui-même, caressant d'une âme attendrie ses souvenirs, ses affections, ses intérêts. Le canon tonne au loin : chaque œil brille, chaque lèvre frémit... toute autre préoccupation cesse, excepté celle du devoir, excepté aussi celle de la blessure... La mort n'est rien, ou du moins elle ne semble entourée de ses instinctives horreurs que si elle est lente, plus encore si elle est due à l'absence de secours immédiats.

» 5° Préjugé de l'hémorrhagie. — Et déjà chaque esprit craintif nomme l'accident qu'on regarde comme le plus redoutable, l'hémorrhagie que l'opinion commune accuse d'une foule de lamentables méfaits. Il faut bien le dire, et nous allons le prouver, afin d'arracher à bien des cœurs une anxiété fâcheuse, cette opinion n'est, d'une manière générale, qu'un préjugé dont l'effet descend des officiers aux soldats et trouble bien des âmes avant, pendant et après le conflit.

» Disons d'abord que les caractères principaux des blessures par armes de guerre sont une déchirure superficielle ou pénétrante, accompagnée et suivie de commotion locale ou générale et de complication d'introduction de parcelles étrangères ou de souillure par boue, poussière et pierrailles. Or, on sait que la déchirure des tissus prête fort peu aux hémorrhagies, parce que le vaisseau compromis est inégalement ouvert et se fronce dans sa portion lésée, et que la stupeur, en diminuant l'effort circulatoire du sang, en arrête momentanément l'écoulement.

» L'arme tranchante, le sabre, dont la section est nette et béante, est la seule qui engendre ce péril imminent d'hémorrhagie; mais à la guerre, les larges blessures par cou_t_ de sabres sont rares et elles n'atteignent le plus souvent que des régions externes dépourvues d'artères...... La recherche des causes de mort, sur le théâtre de l'action, ou aux dépôts des ambulances de siége, ne témoigne nullement de décès regrettables par hémorrhagies susceptibles d'être arrêtées. Mettant donc de côté ces mutilations étendues de la tête, du cou et du tronc qui tuent instantanément ou devant lesquelles la science et le zèle s'arrêtent impuissants, nous n'avons plus affaire qu'aux cas suivants :

» Un projectile de petite dimension déchire un vaisseau artériel de gros calibre du cou, de l'aisselle, de l'aine ou un plus profond du buste ; l'écoulement est si rapide, la plaie du vaisseau si inaccessible que le médecin, fût-il à deux pas du blessé, ne saurait remédier à cette lésion mortelle.

» Si l'artère est d'un calibre moyen, elle se recoquille, se rétracte, et, la stupeur aidant, l'écoulement s'arrête.

» Enfin, si elle est de dimension minime, l'hémorrhagie par le bout libre est à peine sensible.

« Les veines, grosses et petites, ne font que baver et se tarissent tout aussitôt.

» Que les hémorragiphobes s'arrangent avec ces données de l'observation exacte et qu'ils se tranquillisent au point de vue de ce danger de perte mortelle de sang dès après le coup reçu.

» 6° Assistance dangereuse. — Mais, autre superstition par sollicitude ignorante et malentendue, voilà que camarades et voisins s'empressent autour du blessé et veulent absolument le tirer de cette faiblesse momentanée, de cette stupeur que nous nommons à bon droit salutaire et qui est une sauvegarde contre l'hémorrhagie même ; le blessé devient victime ; on le relève, on le retourne, on le remue, on le tapote, on lui fait respirer de l'eau-de-vie, on veut absolument le faire boire, ou bien un prétendu savant, un caporal du coin, s'écrie qu'on va le tuer si le bidon approche de ses lèvres ; on n'est satisfait qu'à le voir reprendre animation et réaction ; le cœur du patient se contracte avec violence, l'écoulement renaît, et, pour un demi-litre ou un litre de sang qui fait sur le sol une tache effrayante, on crie que le blessé perd les trente litres du vital liquide qui circule en lui, et qu'il va mourir exsangue (1).

» 7° Manie du pansement. — Enfin, troisième préjugé qui embarrasse singulièrement les médecins, c'est que la plaie, coûte que coûte et qu'il y ait morceaux de vêtements, esquilles, graviers ou boue à enlever, soit aussitôt couverte de charpie, d'un linge et d'une bande. Or, la provision du sac d'ambulance est vite épuisée : quelques heures après, un autre médecin d'ambulance volante découvre et refait ce pansement ; puis encore à l'ambulance générale, car ces trois hommes de l'art satisfont successivement à l'instinct irraisonné du même blessé et mettent leur conscience à l'abri derrière un examen provisoire, d'où trois pansements dont deux inutiles, d'où détournement et perte de temps au détriment de blessés plus intéressants, douleurs répétées et épuisement de la provision de linge.

---

(1) C'est surtout pour le cheval que les craintes exagérées se manifestent. Je dis *exagérées*, parce qu'un litre de sang forme une grande tache et qu'un cheval de taille moyenne peut en perdre sans danger 10 à 11 litres.　　　　　E. D.

» 8° Correctifs. — Que l'on se représente donc bien une bonne fois pour toutes que le médecin n'a sur un champ de bataille aucuns moyens suffisants en eau de lavage, en linge, en temps, en espace, en assistance pour examiner à fond toutes les blessures, les panser et laisser un bulletin explicatif de la lésion pour l'ambulance qui va bientôt le recueillir.

» Donc, nos soldats devraient tous avoir une bande, un peu de charpie, et une compresse en poche; le vieux zouave ne va plus au feu sans ce supplément de précaution. Qu'il satisfasse sa manie et laisse le médecin à des soins, plus urgents.

» Donc, au lieu de provoquer la réaction circulatoire chez votre ami tombé à côté de vous, laissez-le tranquillement en place, ou bien déposez-le doucement sur quelque brancard et qu'on l'emporte même en état de syncope. On ne meurt pas de cette faiblesse-là.

» Que si l'écoulement de sang vous effraie ou se réveille avec la réaction précoce de votre blessé, bourrez sa plaie d'un gros tampon de charpie, de linge, de drap, de foin, de n'importe quoi : serrez fortement un mouchoir sur le tout et regagnez vos rangs; le médecin et un brancard arriveront bientôt et votre camarade sera tout à fait sauf.

« 9° Le médecin de régiment. — Derrière vous et pas à pas, deux hommes, médecins et soldats, vous ont suivi, sans armes et accompagnés seulement d'un modeste tourlourou porteur du sac d'ambulance. Peu occupés d'eux-mêmes et cependant soucieux, ils détournent un moment leurs regards et leur cœur pour les porter du côté où tonne un canon lugubre et où ils devinent déjà bien des douleurs et bien des appels. Ils ramènent bientôt leurs yeux attendris sur tous ceux dont ils ont jusqu'ici partagé la fortune et ils se demandent comment ils vont suffire seuls au soulagement de nombreux amis, aux soins pour tous, officiers et soldats...

» Courez de l'un à l'autre ; vite un coup de ciseaux dans la guêtre, dans le drap du pantalon, dans le linge et examinez, écartant des doigts le sang qui arrête votre œil ; si la blessure est légère, dites à votre héros tombé de serrer un mouchoir sur elle et de gagner, soit un fond de terrain, soit un vallon d'abri que vous désignez du doigt et où vous enverrez successivement tous ceux qui peuvent marcher en emportant leurs armes et leurs effets. En péril d'hémorrhagie, tamponnez fortement et appliquez une bande bien serrée. En cas de fracture reconnue sous le vêtement, soit jambe, soit cuisse, soit bras, fendez la botte ou le drap à son niveau, reconnaissez l'imminence d'une perte de sang, tamponnez encore, réunissez autour du membre le vêtement, le cuir de la tige de botte, enfin un fanon de paille ou de branchettes dodues et résistantes tout à la fois, et terminez par un tour de bande : contention rapide et suffisante pour les premières heures. N'enlevez de balles ou de fragments de projectiles que celles et ceux qui se présentent sous la main ou qui menacent un vaisseau par quelque bord tranchant. Inutile de poursuivre la recherche dans la profondeur des tissus ; vous enlèveriez la balle, mais vous laisseriez des parcelles de vêtement. Extraction insuffisante, perte de temps d'ailleurs superflue. L'ambulance seule a un personnel et des moyens à la portée des cas difficiles. Ne songez ni à des débridements, ni à des amputations sur place. Tout cela est impossible dans la hâte qui vous presse et dans la pénurie de ressources où vous êtes. Arrangez-vous de manière à aider sinon à satisfaire tout le monde. Si le boulet fauche, si la balle frappe plus vite que vous ne pouvez réparer, l'un de vous abandonnera le terrain pour suivre le régiment et veiller à la chute des officiers haut gradés. Car, vous aussi, et dans une circonstance qui nivelle les hommes, vous aurez à payer un tribut à certaines considérations un peu étran-

gères à votre devoir même ; que la présence de l'un de vous
dans les rangs fasse taire les stupides ou mauvaises langues,
rassure les grosses épaulettes, et ajoute un lustre de bra-
voure aux quelques qualités qu'on ne vous conteste pas.
Affectez de partager tour à tour ce rôle d'intrépidité stérile
qui n'est que pure affaire de gloriole et de bonne contenance
au milieu d'individualités prêtes à dénier toutes vos autres
vertus si vous n'avez celle-là. On vous en tiendra un compte
exagéré ; si vous recevez dans vos bras quelque officier supérieur abattu de cheval, vous serez le héros du jour, héros
peut-être un peu trop militaire et pas assez médecin ; mais
il faut bien céder quelque chose à la tournure des esprits
qui vous entourent.

» 10° AMBULANCE VOLANTE. — En général, donc, ne cédez pas
à la pression de l'ignorance, du préjugé ou de la peur exagérée. Sur cinq blessés, il y en a trois qui n'ont que faire
de vos soins (1), qui peuvent se relever et se rendre aux
ambulances voisines. Celle que l'on appelle volante est aussi
dans le cercle du feu ; elle avance ou recule selon la ver-
satilité de la lutte et tend aux fractures, aux plaies graves
ses fauteuils de cacolet et ses litières. Interdisez-les à tous
ceux qui peuvent marcher sans danger ; imposez votre volonté aux pusillanimes et n'écoutez pas les cris égoïstes, ni
les appels de fausses angoisses, car vous vous devez surtout
aux plus malheureux. Tant que les troupes sont aux prises,
n'examinez, ne dirigez et ne pansez que les blessés de votre
propre régiment ; son droit à vos soins exclusifs est réel. Il
n'est qu'éventuel, du reste. Après l'action, accordez votre
assistance sans distinction à tous, amis et ennemis. L'apôtre
de la confraternité aux champs de bataille, notre immortel

---

(1) Cette assertion est parfaitement applicable aux chevaux.
Beaucoup de blessures permettent encore au cheval de courir. E. D.

Larrey, en a donné l'exemple aux nations de l'Europe ; ses élèves, ses successeurs, nourris de son génie, tendaient en Crimée l'une de leurs mains secourables au victorieux fils de France, l'autre au Russe tombé à côté de lui...

» 11° Après la bataille. — Si votre régiment a peu souffert, allez offrir vos heures inoccupées aux régiments, aux ambulances de votre division. Blessés et médecins, que Dieu vous ait en sa sainte garde !... »   D. Cuignet.

Aux conseils qui précèdent et qui peuvent servir à guider le vétérinaire aussi bien que le médecin, je vais ajouter quelques lignes spécialement applicables aux chevaux.

Les blessures incurables. — Dans la médecine humaine les soins doivent être donnés à tous les malades, quelle que soit la gravité, l'incurabilité incontestable des blessures ou des maladies.

Il n'en est pas de même en médecine vétérinaire. Les chevaux ne peuvent être transportés en voiture, le vétérinaire ne peut songer à traiter ceux incapables de suivre le régiment, ou au moins, qui ne peuvent être conduits dans une écurie-infirmerie du voisinage.

Le cheval, en fin de compte et au point de vue militaire, n'est qu'une machine de guerre ayant une valeur déterminée. Bien souvent, il y a économie à renoncer à tout traitement : tantôt la guérison pourrait être obtenue, mais le sujet resterait impropre au service, et devrait être réformé après avoir nécessité des frais dépassant sa valeur ; d'autres fois la maladie ou l'accident est complétement au-dessus des ressources de l'art ;.

enfin, sur le champ de bataille, un nombre ordinairement considérable de chevaux est atteint de blessures tellement graves qu'il n'y a aucune chance d'en obtenir la guérison.

Dans ces différents cas on ne doit pas s'engager dans la voie onéreuse d'un traitement inutile. Mais on ne doit pas non plus abandonner ces pauvres bêtes à leur malheureux sort et les laisser mourir sans soins, après de longues et cruelles souffrances. Par un sentiment de compassion légitime, *on doit donc faire abattre tous les animaux atteints de maladie, d'accident ou de blessure incurable.* Pour éviter les abus, l'abatage ne doit avoir lieu, autant que possible, que sur l'ordre du vétérinaire délégué à cet effet.

Après la bataille de Solférino, j'ai été désigné par le général Desvaux pour parcourir le terrain où le 1er de chasseurs d'Afrique avait chargé sur des carrés ennemis, afin de faire ramener les chevaux qui avaient des blessures susceptibles de guérir et de faire *abattre immédiatement* ceux dont les blessures étaient incurables. Cet exemple d'humanité devrait être imité sur tous les champs de bataille (1).

---

(1) Dès 1866, j'ai saisi de cette question la Société protectrice des animaux, à Paris. *Bulletin de la Société*, 1866, page 261.

CHAPITRE IV

—

ALIMENTATION

DES ARMÉES EN CAMPAGNE

—

VIANDE DE CHEVAL

———

Si nous remontons à une vingtaine d'années, nous voyons que l'on ne connaissait plus guère la viande de cheval, sous le rapport de sa valeur alimentaire, que par le triste souvenir de la retraite de Moscou. Lorsque les rares débris de la grande armée racontaient à leurs neveux les cruelles épreuves qu'ils avaient eu à endurer, ils avaient soin de signaler à l'attention qu'ils avaient été réduits à manger la chair de cheval!... Et si on leur demandait comment était cette viande, la réponse était formulée de manière à inspirer une si grande répugnance, que les plus intrépides auditeurs n'auraient jamais eu la témérité de s'aventurer au point de manger du plus magnifique cheval tué par accident, eussent-ils été privés de viande depuis longtemps; ils croyaient plus prudent de s'en rapporter à l'expérience et au jugement de ceux qui s'étaient trouvés dans la terrible nécessité d'en dévorer quelques morceaux pour ne pas mourir de faim. On aurait cependant dû constater que la viande de cheval avait rendu quelques services, puisqu'elle avait sauvé la vie à un grand nombre de soldats; mais non, on se croyait fondé à la considérer comme étant désagréable, coriace, et on la caractérisait par ce dicton immérité: *Dur comme du cheval*.

Les choses en étaient là pour le public, c'est-à-dire pour l'immense majorité de la population, lorsque Isidore Geoffroy-Saint-Hilaire vint tirer la viande de cheval de l'injuste mépris dans lequel elle était tombée. Ayant constaté que nos ressources alimentaires sont loin d'être en rapport avec les besoins de tous, cet homme éminent, dont la science regrette la perte, entreprit la noble tâche de rechercher, parmi tous les êtres organisés répandus à la surface du globe, ceux qui pourraient servir à la nourriture de l'homme. C'est dans ce but qu'il créa la Société d'acclimatation, aujourd'hui si prospère, si utile. Mais pendant qu'il envoyait chercher à grands frais, jusqu'aux extrémités de la terre, des plantes, des oiseaux, des mammifères, des poissons, etc., il s'appliquait avec un admirable talent à démontrer que la viande de cheval est bonne, saine, agréable, très-nutritive et susceptible de donner un bouillon savoureux et très-nourrissant.

Voilà, certes, une appréciation bien opposée à celle des vieux braves. Qui a raison ? C'est ce que nous verrons plus loin.

Nous nous proposons d'examiner brièvement dans ce travail: 1º les services que la viande de cheval a rendus aux armées; 2º les qualités nutritives de cette viande; 3º les avantages que l'armée peut en retirer en campagne; 4° l'heureuse influence que l'hippophagie peut avoir sur l'espèce chevaline.

Avant d'aller plus loin, je ferai remarquer que, sous le titre de viande de cheval, je comprends celles du cheval, de l'âne et du mulet, qui toutes ont à peu près la même qualité.

§ I.

SERVICES RENDUS AUX ARMÉES PAR LA VIANDE DE CHEVAL.

On rencontre aujourd'hui encore bien des personnes qui considèrent l'hippophagie comme une nouveauté, et qui lui opposent ce raisonnement : « Si la viande de cheval était bonne, on n'aurait pas attendu jusqu'à ce jour pour en faire usage. » Je renverse la proposition et je dis : « La viande de cheval est bonne, puisqu'il y a fort longtemps qu'on en fait usage. »

I. G.-Saint-Hilaire s'est livré à des recherches historiques desquelles il résulte que par toute la terre, à une époque ou à une autre, on a mangé du cheval. Je suis étonné que ce savant n'ait pas cité, parmi tous les faits qui servent de base à cette assertion, celui qui me paraît le plus remarquable par son antiquité et son authenticité ; peut-être lui a-t-il échappé ; aussi je vais le rapporter en peu de mots, tel que la *Bible*, le livre par excellence, le fait connaître dans les chapitres 6 et 7 du IVe livre des Rois :

Lorsque les querelles du peuple juif eurent amené la division du riche et puissant royaume de Salomon en deux royaumes, celui de Juda et celui d'Israël, un roi de Syrie, Benadad ou Ben-Hadad, vint attaquer les Israélites et mettre le siége devant Samarie, capitale du royaume, dans laquelle le roi Joram s'était renfermé avec ses troupes. Le siége traîna probablement en longueur, comme c'était la coutume en ce temps-là. Peu à peu, les vivres s'épuisèrent et la ville fut pressée par la famine. La viande de cheval et celle de l'âne furent livrées à la consommation. Enfin, lorsqu'on vint annoncer que les Syriens avaient levé le siége et que le roi ordonna de faire partir des cavaliers en éclaireurs pour s'assurer que l'ennemi ne lui tendait pas un piége, l'un de ses officiers lui dit : « Il y a encore *cinq* chevaux qui sont restés seuls de » ce *grand nombre* qui était dans Israël (la capitale), » *tous les autres* ayant été mangés. »

Comme le siége dont il s'agit avait lieu il y a environ vingt-huit siècles, j'avais raison de dire qu'il y a longtemps que la viande de cheval a rendu des services à l'armée par ses qualités alimentaires.

Les personnes que peut intéresser l'histoire complète de la viande de cheval, depuis le siége de Samarie jusqu'à la fin du dernier siècle, trouveront des matériaux en surabondance dans les *Lettres sur la viande de cheval*, par I.-G. Saint-Hilaire.

Je passe de suite à des faits presque contemporains. Je laisse parler Larrey, l'illustre chirurgien militaire, père du barron Larrey, chirurgien en chef de l'armée du Rhin.

« J'ai fort souvent, dit-il, ordonné l'usage de la chair des chevaux, *avec le plus grand succès*, aux soldats et aux blessés de nos armées. Dans quelques-unes de nos campagnes du Rhin, de la Catalogne et des Alpes-Maritimes, j'en ai donné en plusieurs circonstances aux soldats ; mais c'est surtout pendant le siége d'Alexandrie, en Egypte, qu'on a tiré de cette viande un parti extrêmement avantageux. Non-seulement elle a conservé la vie aux troupes qui ont défendu la ville, mais elle a *puissamment contribué à la guérison et au rétablissement des malades et des blessés* que nous avions en grand nombre dans nos hôpitaux. Elle a de même contribué à faire disparaître une épidémie scorbutique qui s'était emparée de toute l'armée. On faisait journellement des distributions régulières de cette viande, et fort heureusement que le nombre des chevaux a suffi pour conduire l'armée jusqu'à l'époque de la capitulation. »

Voilà donc la viande de cheval rendant d'immenses services à l'armée et notamment aux malades. Et que l'on n'objecte pas que, pour donner une nourriture si bienfaisante, cette viande doit être fournie par un cheval bien engraissé, comme le croient encore beaucoup d'officiers et de soldats ; car, pendant un siége, les animaux souffrent des privations aussi bien que les hommes. Au reste, Larrey donne des explications : « Ces animaux, dit-il (ceux d'Alexandrie), de race arabe, étaient *très-maigres*, en raison de la pénurie de fourrages ; mais ils étaient généralement jeunes. » (S'ils avaient été plus vieux, le bouillon eût été meilleur et e bouilli plus dur, mais plus nourrissant.) « Pour répondre aux objections qui avaient été faites par beaucoup de personnages marquants de l'armée et surmonter la répugnance du soldat, je fus le premier à faire tuer mes chevaux et à manger de cette viande. »

Il serait difficile de résister à un pareil argument. On ne sait vraiment lequel admirer le plus, ou du dévouement du bon Larrey pour ses malades, ou de sa conviction profonde sur la valeur nutritive de la viande de cheval.

Pendant le siége de Copenhague, en 1807, le gouvernement autorisa la vente de la viande de cheval. Cette autorisation fut donnée plutôt en vue de ménager les ressources, que pour arracher quelques victimes aux tourments de la faim ; car le siége ne dura pas longtemps, et bientôt l'alimentation put reprendre son cours ordinaire. Mais il est digne de remarque que la viande de cheval continua à figurer dans les boucheries après que la paix fut rétablie, et que jusque aujourd'hui cette viande n'a pas discontinué d'alimenter les abattoirs et les étaux. « Le boucher qui veut abattre un cheval doit le soumettre préalablement à la visite du vétérinaire chargé de l'inspection des bêtes de boucherie. »

En suivant l'ordre chronologique, nous voyons que la chair de cheval a encore rendu un éminent service à l'armée française en 1809 : l'Autriche, sachant l'Empereur Napoléon Ier, occupé à l'établissement d'une nouvelle dynastie en Espagne, crut le moment favorable pour réparer ses pertes antérieures en déclarant la guerre à la France. Napoléon suspend un moment ses opérations dans la Péninsule, marche à la rencontre des Autrichiens, les bat à Ratisbonne, à Tann, à Eckmulh, etc. Mais à Essling la victoire ne couronna pas ses combinaisons hardies; l'armée française dut se réfugier à grand'peine, *et sans vivres*, dans une île située au milieu du Danube. Maintenant, je laisse parler Larrey, le père de la médecine militaire :

« .... Isolé dans l'île Lobau, avec la majeure partie de l'armée française et environ six mille blessés, je fis faire de la soupe avec la chair d'un assez grand nombre de chevaux dispersés dans cette île et qui appartenaient à des généraux et à des officiers supérieurs. La cuirasse pectorale des cavaliers démontés et blessés eux-mêmes servait de marmite pour la coction de cette viande (les ustensiles de cuisine manquaient comme les vivres). Au lieu de sel, dont nous étions entièrement dépourvus, la soupe fut assaisonnée avec de la poudre à canon... Tous nos soldats trouvèrent cette viande et ce bouillon de très-bonne qualité. Le maréchal Masséna, commandant en chef les troupes, se trouva fort heureux de partager mon repas, et en parut fort satisfait. »

Ainsi, voilà encore une circonstance mémorable dans laquelle la viande de cheval rendit un si éclatant service, grâce à la généreuse initiative de Larrey, que Masséna, de retour à Paris, fit servir à sa table de cette viande dans un repas commémoratif de l'affaire de Lobau, et auquel l'illustre chirurgien assista.

Pendant le règne des Bourbons, cette viande tomba, non pas dans l'oubli, mais dans le *mépris;* ceux qui lui devaient la vie ne se faisaient pas faute d'en parler, mais toujours dans des termes propres à inspirer un dégoût qui exerce encore aujourd'hui sa funeste influence. Nous donnerons dans le paragraphe suivant l'explicatton de l'injuste sentence portée contre cet aliment réparateur.

A partir de l'époque de 1830, le gouvernement de Juillet poursuivit la conquête de l'Algérie; les troupes furent presque continuellement en marche, tantôt pour attaquer, tantôt pour se défendre. Or, pendant cette guerre sans fin, d'un caractère inconnu jusqu'alors à l'armée française, le plus difficile n'était pas de vaincre, c'était de vivre... Quand une colonne se mettait en marche, elle devait emporter toutes ses subsistances et quelquefois jusqu'à l'eau pour les hommes et les bêtes! Le vide se faisait autour de la colonne et l'on ne trouvait à acheter ni un pain, ni un agneau, ni un poulet, ni une pipe de tabac dès que l'on entrait en territoire ennemi. Et tandis qu'on était privé de viande, ou que l'on n'en mangeait que de très-médiocre, on en laissait perdre fréquemment de grandes quantités : celle des chevaux et mulets tués par accident ou par le feu de l'ennemi. On a bien mangé, il est vrai, de cette viande dans des cas exceptionnels; j'en ai bien mangé pour mon propre compte en 1846, dans les Ouled-Naïl; mais c'étaient là des faits isolés, sans portée, et trop rares pour exercer une heureuse influence contre le préjugé qui nous aveuglait sur le mérite des ressources qui s'offraient à nous et que nous délaissions.

En Crimée, l'armée laissa encore perdre des quantités considérables de bonne viande de cheval, tandis qu'elle ne possèdait que de très-médiocre viande de bœuf, je pourrais dire : *mauvaise*. Tous les jours, on jetait des chevaux et des mulets à la mer, ou bien on les enterrait dans des conditions telles, vu la nature du ter-

rain, que des émanations putrides infectaient l'atmosphère
et contribuaient à donner une gravité anormale aux
affections médicales et chirurgicales. Cependant, la
viande de cheval appela l'attention : la division d'Al-
lonville, jetée à Eupatoria, sans autre viande que du
porc salé, trouva des boucheries de cheval installées
dans la ville et se livra à l'hippophagie pendant quelque
temps. Comme les distributions ne se faisaient pas dans
toutes les conditions de propreté désirables, quelques
soldats d'infanterie jetèrent leurs rations le premier
jour; mais ils finirent par la manger comme les autres.

A Baïdar, M. Baudens, médecin en chef de la division d'Autemarre, prit hautement le parti de la viande
en question et parvint à la faire consommer. Voici ce
qu'il écrivit dans son rapport médical de 1856 : « Les
deux batteries d'artillerie de la division d'Autemarre,
campées à Baïdar, se nourrirent de chevaux réformés
et n'eurent pas à le regretter; elles furent *épargnées par
la mortalité et les maladies qui sévissaient si cruellement
dans le reste de l'armée* (1). »

Dans sa sollicitude pour le bien-être du soldat, le maréchal Pélissier avait aussi jeté les yeux sur la viande de
cheval. M. Stef, vétérinaire attaché à l'État-major général, fut appelé à donner son avis sur la valeur nutritive
de cette viande. Malgré sa réponse favorable, les choses
continuèrent cependant comme par le passé : on crai-
gnait, m'a-t-on dit, qu'en apprenant cette nouvelle —
que l'on mangeait du cheval — les familles ne crussent que
l'armée était réduite à la dernière extrémité et qu'elles

---

(1) *Revue des Deux-Mondes*, février, avril et juin 1857.

se rappelassent à tort la retraite de Moscou avec toutes ses horreurs.

Nos alliés les Anglais furent bien plus à plaindre que les Français ; ils se laissèrent torturer par la faim — hiver de 1854-55 — et périrent en grand nombre, faute d'une alimentation suffisamment réparatrice, tandis qu'ils abandonnaient à la putréfaction tant de bonne viande provenant des chevaux tués à l'ennemi.

En Italie — 1859 — la perte de la viande de cheval fut moins regrettable, les vivres ayant toujours été abondants et de bonne qualité.

A peine la campagne d'Italie était-elle terminée, que le 1er régiment de chasseurs d'Afrique, auquel j'avais l'honneur d'appartenir, dut se remettre en route pour la campagne du Maroc. Comme nous arrivions les derniers, puisque nous venions de plus loin, nous trouvâmes sur la route passablement d'animaux abandonnés pour cause d'accidents divers, entre autres pour *efforts de reins*. Mon propre cheval fut abattu pour cause de paralysie. Il était en très-bon état ; aussi j'en fis prendre un morceau ; les maréchaux suivirent mon exemple, puis les chasseurs, et, en un clin d'œil, toute la viande et les viscères furent enlevés. Les maréchaux, qui s'étaient le plus abondamment pourvus, furent moins éprouvés que les autres cavaliers par le choléra qui sévissait avec une grande intensité.

C'est à partir de ce moment que j'ai entrepris de continuer les efforts des Larrey, des Isidore Geoffroy-Saint-Hilaire, des Renault, de MM. Blatin, Munaret, etc., pour faire entrer la viande de cheval dans l'alimentation.

§ II.

QUALITÉS DE LA VIANDE DE CHEVAL.

Les personnes qui n'ont jamais mangé de viande de cheval subissent involontairement l'influence du *préjugé*, et comme elles n'ont pas occasion de s'éclairer *de visu* et *de gustu*, elles ne peuvent rectifier leur jugement. Si elles se donnaient la peine de raisonner et d'expérimenter, elles ne tarderaient pas à changer d'opinion.

On peut connaître d'une manière à peu près certaine la valeur alimentaire de la chair d'une espèce animale par les matières dont elle se nourrit. Il est de règle générale que les *herbivores* ont une viande saine, nourrissante et parfaitement appropriée à nos fonctions digestives; les *carnivores*, au contraire, ont une viande désagréable, imprégnée d'un fumet qui excite notre répugnance; enfin, la chair des *omnivores*, qui se nourissent de matières végétales et de matières animales, celle de porc, par exemple, offre une grande différence, selon que les substances végétales ou animales dominent dans la nourriture; les porcs engraissés avec de la chair donnent une graisse molle, huileuse, de médiocre qualité; ceux qui sont engraissés avec du maïs, des féverolles, des glands, fournissent au contraire un lard très-bon. Les poules, qui sont *granivores* par nature, donnent des œufs à jaunes très-pâles et peu délicats lorsqu'on ajoute une quantité notable de viande dans leurs aliments. Partant de ces faits, et jugeant *à priori*, je crois que les chiens, dont les habitants du Céleste-Empire sont si friands, mangent à peu près exclusivement des substances végétales, au moins dans les derniers temps de l'engraissement.

En faisant l'application de ces principes au cheval, on arrive à cette conclusion que sa chair doit être *saine et agréable*, et qu'il serait extraordinaire qu'elle fût mauvaise ; en effet, non-seulement il est herbivore, mais encore il reçoit, parmi les plantes fourragères, celles qui sont le plus nourrissantes, le mieux récoltées, le mieux conservées ; toujours il mange du grain, tandis que le bœuf en est privé le plus souvent ; celui-là est mieux logé, mieux couché ; il est plus difficile sur la qualité des aliments et des boissons, et on lui donne des soins de propreté qui sont loin d'être aussi prodigués au bœuf et à la vache.

Après les raisonnements, arrivons aux preuves :

Nous avons déjà fait connaître que deux médecins éminents, Larrey et Baudens, avaient reconnu par expérience que la viande de cheval possède des qualités gustatives et nutritives qui peuvent soutenir la comparaison avec celle du bœuf. Mais dans ces dernières années, beaucoup de savants ont voulu se rendre compte par eux-mêmes de la valeur qu'il fallait accorder aux opinions émises par leurs devanciers. Des banquets ont été organisés sur plusieurs points de la France, et les hommes les plus compétents ont proclamé que la viande de cheval est saine, agréable, très-nourrissante et susceptible de donner un excellent bouillon. Le banquet d'Alfort, organisé par M. Renault, directeur de l'École vétérinaire, était une véritable expérience scientifique ;

du bœuf et du cheval avaient été préparés de la même manière, par le même cuisinier. A chaque plat, les convives donnaient leur avis. Voici la conclusion publiée par M. Amédée Latour, dans *l'Union médicale* :

> Bouillon supérieur ;
> Bouilli bon et très-mangeable, un peu ferme ;
> Rôti exquis.

Dans le banquet de Toulouse, il y avait en outre une daube froide qui a été trouvée excellente. Dans le grand banquet d'Alger — 1861 — dans celui de Londres et dans ceux organisés à Paris, par le comité de propagation à qui on doit l'ouverture des boucheries de cheval en France, les épreuves furent plus décisives encore, le nouvel aliment ayant remplacé avec un brillant succès, dans le menu, toutes les autres viandes de boucherie.

Les expériences que j'ai faites chaque jour depuis onze ans, sont en parfaite concordance avec celles qui précèdent. Au reste, *tous* ceux qui se sont occupés d'étudier la viande de cheval sans prévention et dans les mêmes conditions que celle du bœuf ont obtenu à peu près les mêmes résultats.

Dans l'alimentation, comme dans une foule de choses, nous sommes portés à sacrifier l'utile à l'agréable ; c'est ainsi que l'on considère comme un défaut de l'aliment qui nous occupe ce qui, à notre avis, est une qualité. Je m'explique : un des reproches que l'on doit adresser à la plupart des viandes de boucherie, au point de vue de l'utilité, c'est d'être trop molles, trop tendres, trop *aqueuses*, et par conséquent pas assez nourrissantes.

Le veau et le jeune bœuf engraissés rapidement et prématurément, donnent une viande tendre, pâle, peu nutritive et impropre à fournir un bon bouillon, tandis que le vieux bœuf, surtout s'il a travaillé, donne un aliment moins agréable, moins tendre, mais plus utile, plus nourrissant. Les vieux chevaux se trouvent dans les mêmes conditions que le vieux bœuf de travail, donnent comme lui une chair plus substantielle, plus propre à entretenir la santé et la vigueur que ces jeunes bœufs que l'on nous distribue ordinairement en expédition, notamment en Afrique : Les fruits qui mûrissént lentement et naturellement sont toujours préférables à ces monstruosités produites artificiellement et précipitamment ; il en est de même pour les substances animales.

L'analyse jette aussi quelque lumière sur les propriétés de la viande de cheval ; M. Liébig, entre autres, a constaté qu'elle contient les mêmes principes immédiats et les mêmes sels que celle du bœuf ; la proportion est à peu près la même dans l'une comme dans l'autre, sauf que la *créatine* existe en plus grande quantité dans celle de cheval, et c'est peut-être à l'abondance de ce principe très-azoté que celle-ci doit de fournir un bouillon supérieur, très-nourrissant.

Entre autres défauts de la viande de boucherie ordinaire, on peut dire qu'elle est trop grasse pour être parfaitement saine ; la graisse est d'une digestion difficile et elle fournit une surabondance de matières adipeuses à l'organisme ; tandis que les matières azotées, propres à donner la force et l'énergie musculaires, ne sont pas en quantité proportionnelle suffisante.

Dans l'appréciation de la valeur nutritive d'un aliment, il faut tenir compte de l'âge de l'individu qui en fait usage, ainsi que des fatigues qu'il supporte et des conditions dans lesquelles il se trouve. Il suffit à la première enfance de substances très-aqueuses ; dans l'âge adulte, au contraire, il faut des aliments très-nourrissants, surtout pour ceux qui se livrent à des travaux corporels fatigants. A ce point de vue encore, la viande de cheval se trouve être l'aliment par excellence du soldat en campagne. Elle peut, mieux qu'aucune autre substance, lui donner la force de résister aux causes de maladies, de supporter les fatigues, les privations, les intempéries de toute sorte auxquelles il est fréquemment exposé.

Une précieuse qualité de la viande de cheval, c'est qu'elle se conserve plus longtemps, cuite ou crue, que celle du bœuf, et qu'elle est peut-être plus agréable froide que chaude — cela dépend des goûts — soit en bouilli, soit en *cheval à la mode*, soit en rôti.

La graisse est un peu plus molle que celle du bœuf. Quand elle est fondue, elle se sépare en deux parties, dont l'une, supérieure, *liquide*, peut être employée aux mêmes usages que la *bonne* huile d'olive, avec laquelle elle a une grande analogie ; l'autre, plus solide et ressemblant un peu à la graisse d'oie quant à la couleur, la consistance et la saveur. La graisse de cheval peut servir à faire des fritures, notamment des fritures de pommes de terre de première qualité ; on peut aussi l'employer pour faire la salade, sans qu'il y ait à craindre que personne puisse constater un mauvais goût quelconque, si elle est bien préparée.

Toutes les parties du cheval peuvent être livrées à la consommation comme celles du bœuf. En supposant deux animaux du même âge, il n'y a pas de différence sensible pour le cœur et le foie. Il n'est pas possible de faire la distinction entre la cervelle de l'un et celle de l'autre. Les reins du cheval entier ont un certain fumet que n'ont pas ceux du bœuf et du mouton, et que l'on peut comparer à ceux du bélier et du taureau. La langue du cheval est plus délicate, plus agréable que celle du bœuf. Cependant, la différence de goût entre toutes ces parties accessoires n'est pas assez grande, pour que l'on ne puisse faire manger l'une pour l'autre, sans crainte d'éveiller les soupçons des personnes non prévenues. J'ai, à l'appui de cette assertion, une foule d'expériences.

§ III.

SERVICES QUE LA VIANDE DE CHEVAL PEUT RENDRE AU SOLDAT.

L'une des plus grandes difficultés à surmonter en campagne, ce n'est pas toujours de vaincre, mais de vivre. Les occasions de remporter des victoires sont rares, tandis que le besoin de manger se fait sentir chaque jour. On dit dans un style pittoresque que l'*argent* est le *nerf* de la guerre ; on peut dire de même que la *viande* est le *nerf* du soldat.

Le nombre et la gravité des maladies varient, toutes choses égales d'ailleurs, comme la quantité et la qualité des aliments. Pour résister aux influences des causes morbifiques auxquelles le soldat est exposé, il lui faut une nourriture saine et abondante. Malheureusement, il n'est pas facile d'arriver toujours à ce résultat, surtout lorsque l'armée opère dans une contrée ennemie et éloignée. C'est ce qui fait que, dans les expéditions de quelque durée, les pertes pour causes de maladies sont plus grandes que celles déterminées par le feu de l'ennemi.

Les hommes vigoureusement trempés supportent d'abord assez bien les fatigues et les privations ; mais leur force de résistance s'épuise peu à peu, et il arrive un moment où les ambulances se remplissent, même après qu'une amélioration sensible a eu lieu dans les conditions hygiéniques : Pendant le deuxième hiver de la campagne de Crimée, les fatigues du siége étaient terminées, les vivres étaient meilleurs et plus abondants que lors du premier hiver, chacun avait pu s'installer d'une manière confortable *relativement*, et cependant le nombre et la gravité des maladies étaient restés à peu près les mêmes.

Quand on s'occupe de la viande de cheval, on a le tort, bien souvent, de la comparer à celle de nos bœufs de boucherie. Pour porter un jugement fondé, il faut, au contraire, la comparer à celle qui est mise en distribution dans les camps. Les troupeaux qui suivent les colonnes, recevant peu ou pas de fourrages, vivent de ce qu'ils trouvent dans la plaine et sont bientôt épuisés.

Dans ces mauvaises conditions, il y a des bœufs si maigres, si exténués, qu'il faut les abandonner pendant les étapes ou les faire abattre, afin de les mettre en distribution à l'arrivée au bivouac. Les chevaux, au contraire, sont toujours mieux nourris ; toujours ils reçoivent de l'avoine, de l'orge ou du maïs ; ils sont dans de meilleures conditions que les bœufs, aussi fournissent-ils une viande *meilleure*.

Il va sans dire qu'il ne s'agit pas de faire abattre les *bons* chevaux pour les livrer à la consommation ; mais seulement ceux qui sont exempts de maladies internes et rendus impropres au service pour cause de fractures, éventrations, boiteries incurables, rétivité, coups de feu graves, etc.

En campagne, il arrive souvent que, dans une escarmouche, un combat, une bataille, des animaux sont tués sur place sans perdre presque de sang. On pourrait craindre que la viande, *mal saignée*, ne fût indigeste, *malsaine* ; ce serait une erreur. Dans le sang se trouvent tous les principes alibiles de la viande. « Le sang est de la chair coulante. » — A-t-on jamais jeté un lièvre parce qu'il était mal saigné ? Ne mange-t-on pas le sang du porc dans le boudin ? Ne mange-t-on pas aussi le sang du bœuf et celui du cheval en certains pays ? La chair d'un cheval tué par une blessure à peine saignante est un peu plus foncée en couleur ; elle donne un peu plus d'écume au pot-au-feu ; mais voilà tout ; on peut en faire usage en toute confiance.

Pendant les marches, les contremarches et toutes les éventualités de la guerre, on n'a pas toujours le temps de faire un bon bouillon pour les valides, ni même pour les malades. Il serait donc utile de rechercher un moyen facile de parer à cet inconvénient. Voici un procédé que j'ai mis en pratique en Algérie, et qui est à la portée de tout le monde :

Placez dans un grand vase un bon morceau de cheval, un quartier, si c'est possible ; faites bouillir jusqu'à ce que les chairs se détachent des os et que les parties tendineuses et ligamenteuses soient dissoutes en partie; filtrez à travers un linge; enlevez la graisse qui surnage; remettez sur le feu; faites évaporer de nouveau jusqu'à consistance de sirop, et conservez dans des vases quelconques ou dane des boyaux, comme du boudin. En se refroidissant, l'extrait se solidifie et peut être coupé au couteau, surtout s'il y avait avec la viande une quantité notable de tendons. Pour faire le potage, mettez de l'extrait dans l'eau, à raison d'un morceau de la grosseur d'une petite noix par chaque assiettée; salez à point; faites bouillir pendant trois ou quatre minutes, jusqu'à ce que l'extrait soit fondu, et trempez la soupe.

Ce potage est nourrissant; mais il lui manque l'arôme. On peut lui en donner en mettant dans l'eau un peu de céleri, de laurier, de clou de girofle, de poireau, etc. Ces ingrédients donnent un bon goût en quelques minutes, quoique ce temps soit insuffisant pour les faire cuire (1).

Il serait très-utile qu'il y eût, du moins pour les malades, des extraits de viande ou de bouillon susceptibles de fournir un bon potage immédiatement après l'arrivée au bivac.

Pour faire entrer la viande de cheval dans l'alimentation, il ne faut pas attendre les moments difficiles;

---

(1) Lorsque j'ai fait ces expériences, l'extrait Liébig, que l'on peut préparer avec le cheval comme avec le bœuf, et qui peut rendre de grands services dans les ambulances, n'était pas encore répandu dans le commerce.

il faut, au contraire, saisir les occasions qui se présentent dans les conditions ordinaires, lorsque les vivres sont parfaitement assurés. Dans les corps de cavalerie, il suffit que trois ou quatre officiers donnent l'exemple en faisant prendre un morceau de chaque cheval tué à l'ennemi ou abattu pour cause d'accident ou de blessure incurable, et, en un clin d'œil, les cavaliers enlèveront toute la viande.

§ IV.

ÉTAT DE L'HIPPOPHAGIE EN FRANCE.

L'argument le plus péremptoire en faveur de la viande de cheval, c'est le progrès constant de sa consommation, tant à Paris qu'en province. Depuis l'époque à laquelle la vente du nouvel aliment a été autorisée, grâce au dévouement et à la persévérance d'un *Comité spécial de propagande*, le nombre des chevaux livrés à la boucherie a augmenté d'année en année. Ainsi :

Du 9 juillet 1866, date de l'ouverture de la première boucherie chevaline, jusqu'au 31 décembre suivant, on a livré à la consommation, à Paris, 902 chevaux (dont quelques ânes et quelques mulets), qui ont fourni, à raison de 200 kilogr. en moyenne, 180,400 kilog. de viande nette, non compris le cœur, la langue, la cervelle, le foie, qui sont aussi bons que ceux du bœuf et qui sont d'un facile débit.

En 1867, on a abattu pour la boucherie 2,152 chevaux, qui ont fourni 430,400 kilog.

En 1868, on a abattu 2,421 chevaux, qui ont donné

484,200 kilog. — Augmentation sur 1867 : 269 chevaux ou 53,800 kilog.

En 1869, on a abattu 2,758 chevaux, qui ont donné 551,600 kilog. — Augmentation sur l'année précédente : 337 chevaux, ou 67,400 kilog. de viande.

Les résultats connus pour 1870, comparés à ceux de 1869, ne sont pas moins satisfaisants :

Pendant le premier semestre 1870, on a livré à la consommation 2,000 chevaux, qui ont donné 400,000 kilog. de viande.

La province suit le mouvement ; des boucheries chevalines sont établies dans un grand nombre de villes, et chaque jour on en ouvre de nouvelles (1).

La viande de cheval est vendue à un prix moitié moins élevé, à peu près, par morceau correspondant, que celui de la viande de bœuf ; les *bas* morceaux, qui sont aussi sains et aussi nourrissants que les autres, sont vendus au prix de 15 à 20 cent. la livre. C'est là un grand avantage pour les pauvres et les ouvriers assez éclairés pour s'affranchir du préjugé et du respect humain.

Une partie de la chair des chevaux de boucherie sert à fabriquer diverses espèces de charcuterie et notamment du saucisson, mets tout préparé, et qui rend de grands services à la classe laborieuse.

Il y a à Beaucaire une fabrique de saucissons dont les

(1) En Angleterre, où il n'y a pas encore de boucherie de cheval, MM. A. Bicknell et Percy Bicknell, éclairés par ce qui se passe en France, continuent à combattre le préjugé. Pour faire une propagande efficace et joindre l'exemple au précepte, ils font venir de la viande de la boucherie de Paris.

produits sont de qualité supérieure, je veux parler du saucisson désigné sous le nom de *hippochœrogène*, par M. Giraud, l'inventeur du procédé de fabrication, qui fait cette année une grande quantité de saucissons, et à qui le comité de propagation a décerné une médaille d'honneur.

§ VI.

LE SOIR D'UNE BATAILLE.

Pendant une bataille, chaque régiment est exposé à faire tant de mouvements imprévus, qu'il est impossible de dire le matin où il se trouvera le soir.

Les vivres, les ustensiles de cuisine (*la popotte*), toujours loin en arrière, subissent aussi l'influence de l'imprévu : on ne sait où ils sont ni quand on les retrouvera ; il faut du temps pour se reconnaître après la bataille. En attendant, la fatigue est extrême et la faim se fait sentir.

D'autre part, il y a toujours des chevaux tués, d'autres dont les blessures sont incurables et que, par compassion, on doit sacrifier, pour leur épargner des souffrances superflues.

La chair de tous ces **animaux**, trop négligée dans nos expéditions précédentes, est parfaitement saine et forme une précieuse ressource qu'il serait déplorable de laisser perdre, eût-on même des vivres sous la main ; car il faut toujours ménager ses approvisionnements : on a assez de peine à se les procurer.

Les chevaux qui ne sont pas dépecés le soir de la

ataille sont plus *tendres* le lendemain, tout en conservant leur *entière salubrité.*

A l'appui de cette assertion, j'ai recueilli, depuis onze ans, une foule d'observations; j'ai fait une foule d'expériences qui démontrent de la façon la plus péremptoire que l'on peut, en toute sûreté de *digestion,* se rassasier de cet aliment.

Bravons donc le préjugé et mangeons la viande de cheval chaque fois que l'occasion s'en présente.

CHAPITRE V.

—

PANIQUES CHEZ LES ANIMAUX

DES ARMÉES EN CAMPAGNE

On admet généralement que le mot *panique* vient du grec *Pan*, nom du dieu de la mythologie, qui présidait à la vie pastorale et auquel les Grecs croyaient être redevables du succès de leurs armes, ce dieu étant censé avoir jeté l'épouvante dans le camp de leurs ennemis. Mais il y a une autre opinion, d'après laquelle le mot *panique* viendrait du mot hébreux *pan*, qui signifie *terreur*. Cette opinion concorde assez bien avec beaucoup de passages de l'Écriture-Sainte; ainsi, Moïse parlant aux Israélites, au nom du Dieu des *armées*, dit:

« Si vous pratiquez les commandements que je vous fais... nul ne pourra subsister en votre présence. Le Seigneur votre Dieu répandra la terreur (la panique) et l'effroi de votre nom sur toute la terre où vous devez mettre le pied (1)... Si vous dédaignez de suivre mes lois, j'arrêterai sur vous l'œil de ma colère; vous tomberez devant vos ennemis et vous serez assujettis à tous

____

(1) Deuteronome, XI, 22, 25.

ceux qui vous haïssent; vous fuirez sans que personne vous poursuive (1)... (en d'autres termes, je répandrai sur vous la panique). Je frapperai vos cœurs d'épouvante au milieu de vos ennemis, le bruit d'une feuille qui tombe vous fera trembler, vous fuirez comme si vous voyiez une épée prête à vous transpercer, et vous tomberez sans que personne vous poursuive.» Il serait difficile d'exprimer plus énergiquement les effets de la panique.

Dans le 4ᵉ livre des Rois, chap. 7, on lit un remarquable exemple de panique dont Dieu frappa l'armée de Ben-Adad, roi de Syrie, pendant le siége de la capitale d'Israël. Cette armée victorieuse et pleine d'arrogance, qui avait réduit la ville à la dernière extrémité, fut saisie d'une telle panique que, sans avoir été nullement inquiétée par les assiégés, elle prit subitement la fuite, abandonnant bagages et provisions.

De nos jours on a pu constater que ce qui s'est passé chez les Hébreux et chez les Grecs peut encore avoir lieu; mais on sait aussi qu'il suffit de quelques hommes courageux pour mettre un terme à ces courses insensées et pour rappeler à la raison la foule des fuyards.

Laissons aux linguistiques le soin de vider la question d'origine du mot panique, et entrons en matière.

Les animaux sont exposés comme les hommes à être frappés de terreurs subites, insensées et imaginaires. A l'appui de cette assertion, je vais rapporter trois faits dont j'ai été témoin ou sur lesquels j'ai pu recueillir quelques détails.

---

(1) Lévitique, XXVI, 15, 17, 36.

Premier fait. — Pendant l'expédition des Beni-Ratèn, — Kabylie — en 1857, un grand nombre de chevaux et de mulets de réquisition, conduits par des Arabes, servaient au transport des vivres et du matériel de campagne. Depuis le jour de la prise de Souk-el-Arbah, 23 mai, jusqu'au 9 juin, ces animaux faisaient un travail très-pénible; ils transportaient à dos, dans de petits sentiers tortueux, accidentés, à pentes extrêmement rapides, tout ce qui était nécessaire à la colonne, et de plus les planches destinées à construire des baraques sur l'emplacement où le maréchal Randon jetait les fondements du fort Napoléon. Tous les matins, le convoi partait de Sikkou-Meddour et y rentrait le soir exténué de fatigue. Presque tous les animaux étaient blessés, avaient les membres tarés et les pieds usés, fauté de fers.

Le 1er chasseurs d'Afrique, dont je faisais partie, était bivaqué sur un petit monticule, le long de la rivière Aïssi. Le convoi était campé à 300 mètres environ en aval.

Le 10 juin 1857, vers onze heures du soir, l'atmosphère étant calme et le ciel étoilé; au moment où tout semblait plongé dans le sommeil, soudain un tumulte extraordinaire, effrayant, vint mettre notre camp en émoi. Quelque chose d'insolite, d'inexplicable, se passait chez les Arabes du convoi. On entendait des cris, des hennissements et un grondement sourd, semblable au bruit d'une marée montante. Le vacarme allait croissant et se rapprochait de notre camp. Que se passait-il donc?

En un instant notre bivac fut envahi par un troupeau

de chevaux, d'ânes et de mulets effarés, courant à toutes jambes, sans but déterminé. Les gardes d'écurie et quelques chasseurs, sortis précipitamment de leurs tentes, et, d'autre part, l'obstacle formé par les chevaux entiers de nos escadrons arrêtèrent le torrent, ou plutôt lui firent prendre une autre direction. Le bruit et les cris que l'on entendait au loin indiquaient assez qu'un petit nombre des animaux vagabonds s'étaient dirigés de notre côté, tandis que les autres, 1,800 à 2,000, s'étaient dispersés dans toute la plaine. Quelques-uns continuèrent leur course effrénée jusqu'aux gorges de l'Oued-Aïssi, où se trouvait le 93e de ligne, qui fut fort étonné par l'arrivée inexplicable de tous ces fugitifs.

Les Arabes parvinrent à reprendre les animaux les plus écloppés et les plus fatigués ; mais ceux qui avaint un peu de vigueur s'enfuirent au loin, et on ne les retrouva que le lendemain ; quelques-uns ne furent ramenés que plusieurs jours plus tard.

Peu à peu le tumulte s'apaisa, et vers minuit on n'entendait plus que les cris de ralliement poussés par les Arabes cherchant en vain leurs chevaux. Mais voilà que tout à coup un nouveau vacarme, moins fort que le premier, se fit entendre : une deuxième fois, les animaux ramenés au camp étaient saisis de terreur et cherchaient à s'échapper. Le mal ne fut pas aussi grand que la première fois, d'abord parce que l'on n'avait retrouvé que les sujets les plus impotents, et d'autre part, parce que les hommes étaient encore sur pied.

Le lendemain matin, je pris des renseignements, desquels il résulte que, au moment où l'on s'y attendait le moins, toutes les bêtes de somme avaient été saisies instantanément d'une terreur indicible, avaient brisé leurs moyens d'attache et s'étaient échappées à toute vitesse, renversant les hommes qui voulaient s'opposer à leur fuite, foulant au pied sur leur passage ceux qui étaient endormis et franchissant les obstacles avec une agilité incroyable.

Plusieurs Arabes furent contusionnés ou blessés, dont trois grièvement. Les animaux reçurent aussi plusieurs blessures; mais les accidents ne furent pas chez eux aussi graves qu'on aurait pu s'y attendre à la suite d'une pareille course, à une pareille heure et dans un pareil terrain.

Le fait étant connu, chacun s'efforça d'en rechercher la cause et d'en donner l'explication.

Les Français soutinrent qu'une bête fauve — hyène ou lion — s'était approchée du camp et avait jeté l'épouvante dans les animaux du convoi. Certains Arabes prétendirent que la panique avait eu lieu parce que l'on avait profané les cendres d'un marabout (saint) en établissant le camp sur son tombeau.

Le lecteur se rangera sans doute du côté de ses compatriotes; c'est naturel et cela paraît rationnel. Toutefois, il ne faudrait pas attacher trop de valeur à la supposition de la présence d'une bête fauve. En effet, le lendemain 11 juin, vers midi, alors que toute la plaine était sillonnée de militaires allant au vert, à la pêche ou à la chasse, une troisième panique se manifesta chez les animaux restés au camp. Ici, la présence d'un lion ne saurait être invoquée. Cette panique n'eut pas plus de suite que la deuxième de la nuit précédente. Les Arabes qui étaient présents parvinrent facilement à calmer la terreur de leurs animaux.

Deuxième fait. — Le 23 juin 1859, l'État-major, la musique et le 5e escadron du 10e de chasseurs, faisant partie de l'armée d'Italie, traversaient Carpenedolo pour aller bivaquer à 1 kilomètre au sud de cette bourgade, non loin du 1er chasseurs d'Afrique, auquel j'appartenais alors, ce qui me permit de recueillir des renseignements près de plusieurs officiers, et notamment près de mon confrère et ami, M. Conty, sur l'événement suivant :

Il était midi lorsque l'on prit position dans un pré attenant à une tuilerie, par la cour de laquelle il fallait passer pour s'installer au bivac. Le sol de ce pré était de 2 à 3 mètres plus bas que le terrain environnant. D'un seul côté existait un talus très-raide, où l'on avait ménagé une large voie de communication, unique issue par laquelle il était possible de pénétrer dans cette espèce de bassin.

A peine le 10e chasseurs avait-il commencé son installation sur deux rangs que, tout à coup, les chevaux du 4e peloton, puis ceux du 3e, qui se trouvaient sur le premier rang et dont quelques-uns n'étaient pas encore entravés, furent pris d'une telle frayeur que, le regard flamboyant, le nez au vent, la respiration ronflante, la queue en trompette, ils partirent comme un trait, renversant et blessant les hommes qui s'opposaient à leur fuite, franchissant le talus, les trous de la tuilerie, les fossés d'irrigation, larges de 3 à 4 mètres et profonds en proportion, comme s'ils eussent été portés sur les ailes des vents. Ils coururent ainsi dans la direction de l'ouest, jusqu'à 10 à 12 kilomètres, en s'éloignant pour la plupart les uns des autres, de manière à former l'éventail.

Comme tous ces chevaux étaient harnachés, que plusieurs s'étaient fait des blessures saignantes dans ce galop frénétique, les troupes qui les voyaient passer crurent que, dans une attaque d'avant-poste, nous avions eu le dessous et que les cavaliers avaient été tués, — ce qui causa une émotion facile à comprendre.

Les chevaux furent ramenés par des paysans, des fantassins et des cavaliers. Un seul, appartenant à un officier et portant des cantines dans lesquelles se trouvaient des effets et une centaine de francs, ne fut jamais retrouvé.

Un animal pris de panique acquiert une vigueur et une puissance musculaire incroyables : Dans sa course, l'un des chevaux tomba dans un trou muré ayant 2 mètres de profondeur sur 3 de largeur. Eh bien! d'un bond, il sauta dehors et reprit aussitôt sa course au clocher avec une nouvelle ardeur. Il est bien positif qu'en toute autre circonstance, même sous la stimulation de l'éperon et du fouet, il serait resté dans son trou, sans même tenter d'en sortir, d'autant plus qu'il n'y avait pas assez d'espace pour lui permettre de prendre son élan.

Les chevaux des 1er et 2e pelotons, ceux de la musique et de l'Etat-major, furent maintenus en place par les hommes qui, au moment de l'épouvante, s'emparèrent instinctivement et rapidement de la bride.

Quelle avait été la cause de cette panique ?

A part ce murmure, ce bourdonnement qui s'élève

des grands rassemblements d'hommes et d'animaux, tout était calme : pas un coup de fusil, pas la plus petite brise. La chaleur était étouffante — 30 degrés environ. — Le pré était abondamment fourni d'herbe, et les chevaux, aiguillonnés par la faim, se mettaient à manger du meilleur appétit, même avant qu'on eût eu le temps de les débrider. Tout semblait donc engager au repos et à la quiétude, au moment où la panique se déclara d'une façon si imprévue.

Les opinions ont été divisées sur les causes déterminantes de cette aveugle et stupide terreur. Les uns ont dit qu'une couleuvre avait passé dans l'herbe, sous le nez de deux ou trois chevaux, qui se seraient effrayés et auraient effrayé leurs voisins. D'autres, en plus grand nombre, ont prétendu que la panique avait été déterminée par un bruit sec, venant de la haie de clôture, et produit par la brisure d'une branche de peuplier ; mais ni l'une ni l'autre de ces explications ne fut tout à fait convaincante, et la cause réelle ne fut jamais connue.

Troisième fait. — Ayant eu connaissance qu'une panique avait été observée en Turquie, pendant la guerre d'Orient, sur les chevaux du 9ᵉ de cuirassiers, j'ai demandé quelques détails à un témoin oculaire, M. Coulet, alors vétérinaire au 2ᵉ. J'extrais de la lettre qu'il a eu l'obligeance de m'adresser ce qui rentre le plus directement dans le plan que je me suis tracé :

« Notre camp, dit M. Coulet, était situé à 500 mètres environ en arrière de Gallipoli. Nos chevaux, placés sur deux rangs, faisaient face à la ville. Les effets de harnachement étaient disposés sur une seule ligne en arrière des chevaux. Derrière les selles venaient trois lignes de tentes, dont deux pour la troupe et une pour les officiers (en tout quatre obstacles). Depuis quelques jours le choléra sévissait avec une grande intensité.

» Le 16 juillet 1854, vers onze heures du soir, par une nuit calme et tiède succédant à une journée chaude, lorsque tout le monde, excepté les hommes de garde, était couché, tous les chevaux furent saisis subitement d'une grande frayeur, brisèrent les entraves qui les attachaient à la corde et s'enfuirent à toute vitesse, renversant les selles, les tentes, les faisceaux d'armes et tout ce qu'ils rencontraient sur leur passage.

» Pendant toute la nuit, ils ont erré dans la plaine sans qu'on ait pu les reprendre. Le lendemain on en a retrouvé dans toutes les directions : les uns étaient aux portes de la ville, d'autres beaucoup plus loin. Quelques-uns avaient continué leur course furibonde à travers mille obstacles, jusqu'à Boulair, à trois lieues d'Andrinople, où était campé un régiment anglais, qui fut bien étonné de voir arriver ainsi nuitamment tant d'animaux courant à perdre haleine et venant on ne savait d'où.

» La majeure partie des chevaux furent ramenés le premier jour ; d'autres ne furent retrouvés que plus tard. Un mulet, appartenant aux officiers du 5e escadron, ne fut retrouvé que lors de notre passage à Andrinople, le 3 novembre suivant. Il avait été conduit en cette ville, à un détachement de dragons, par les habitants du pays. Cela fait supposer que l'animal, au moment où il a été repris, était plus près d'Andrinople que de Gallipoli : or, ces deux villes *sont à huit journées de marche l'une de l'autre.*

» Un seul mulet, celui des officiers du 4ᵉ escadron, était resté au bivac et n'avait eu aucun accident. Le cheval du capitaine de cet escadron eut un membre fracturé ; un sous-officier fut blessé dans sa tente. Si ma mémoire n'est pas en défaut, quelques soldats d'un régiment d'infanterie bivaqué près de nous auraient été légèrement blessés.

» Le lendemain, *à peu près à la même heure, une nouvelle panique eut lieu ;* mais, dans de moins grandes proportions : une quinzaine de chevaux seulement brisèrent leurs entraves.

» On n'a pas connu la cause de cet événement. »

Notre confrère, on le voit, n'a pas attaché plus d'importance que nous aux explications qui n'ont pu manquer de circuler sur la cause de la panique.

RÉFLEXIONS.

Quoique les trois faits que je viens de relater ne puissent suffire pour permettre d'établir une loi sur des bases certaines, voyons cependant ce qu'ils ont eu de commun, afin d'en tirer quelques conséquences pratiques pour l'avenir.

Dans les trois paniques, l'épouvante a été soudaine, imprévue, et a frappé instantanément un nombre variable de chevaux, — 70 à 80 en Italie, 6 à 700 en Turquie, 2,000 environ en Kabylie.

La force et la vigueur se sont développées tout à coup

à un tel point, que les efforts désespérés ont triomphé de tous les moyens d'attache. Lorsque les animaux sont saisis de frayeur ordinaire, ils cherchent à se réunir et à fuir ensemble. Ici, au contraire, ils se sont dispersés dans toutes les directions, chacun partant pour son compte, à toute vitesse, sans s'inquiéter des autres : *sauve qui peut général !* Les trois paniques ont eu lieu à l'époque des chaleurs, par un temps calme ; deux vers minuit, l'autre vers midi.

Au point de vue des précautions à prendre, il faut remarquer que les deux paniques de la nuit ont été suivies de récidives dans les vingt-quatre heures. Rien de pareil n'est mentionné pour celle de midi.

Aucun signe précurseur n'a été signalé ; il y aurait utilité à se livrer à des investigations minutieuses lorsque des terreurs semblables apparaîtront. Sans y attacher une grande importance, je ferai observer que la nuit qui a précédé la panique de la Kabylie, j'ai été réveillé par le concert aussi discordant que bruyant formé par le braiment des ânes, le hennissement des chevaux et le beuglement des bœufs du troupeau. Ce trio avait certainement quelque chose d'étrange, puisque je le trouve mentionné dans mes notes.

La terreur des animaux, dans une armée, peut avoir des conséquences bien graves : les factionnaires peuvent croire à une charge de cavalerie, tirer quelques coups de fusil sur les régiments voisins, ceux-ci riposter, et alors !...

Dans les trois faits, la cause est restée inconnue. Je n'ai relaté les suppositions contradictoires que pour les combattre les unes par les autres. Peut-être y a-t-il eu une influence électro-dynamique ?

Les paniques des animaux ne sont pas aussi rares qu'on pourrait le supposer. Je vais en citer une, en terminant, qui a été bien plus terrible que celles dont j'ai parlé, et qui est remarquable au triple point de vue de son antiquité, de son authenticité et de sa gravi té .

Au temps de saint Augustin, les païens fervents se plaignaient amèrement de l'abandon dans lequel tombait le culte des dieux de leurs pères ; ils reprochaient au christianisme d'être la cause des malheurs qui, d'après eux, avaient respecté la patrie tant que la religion de leurs dieux avait été scrupuleusement suivie.

Pour réfuter cette accusation, Augustin fit une revue rétrospective des calamités sans nombre qui avaient jeté la désolation chez les Romains, avant que le christianisme n'ait cherché à supplanter les religions païennes. Au nombre de ces calamités, il range une panique qui a sévi sur la généralité des animaux domestiques de l'Italie.

Il s'exprime ainsi, au livre III, chapitre 23, de la *Cité de Dieu* :.

« ... Avant même que le Latium confédéré se soulevât contre Rome, tous les animaux assujettis aux besoins et à la puissance de l'homme : chiens, chevaux, ânes, bœufs, et tous les autres soumis à la domesticité, devinrent farouches tout à coup, rompirent leurs liens, s'enfuirent de leurs étables et coururent en liberté. Ils entraient en fureur à l'approche des autres animaux ou de leurs maîtres, dont ils méconnaissaient la domination. Les poursuivre pour les reprendre, c'était s'exposer à la mort ou au plus grand péril... »

En France, il y a presque chaque année des paniques parmi les bestiaux réunis sur les marchés, et dans ces paniques il y a toujours des accidents plus ou moins graves et quelquefois même on a à déplorer la mort de plusieurs personnes.

J'ai entendu soutenir que ces paniques étaient provoquées par de la poudre de cantharides ou d'euphorbe, répandue sur le sol par malveillance, et que cette poudre irritait les animaux, les bêtes bovines notamment, au point de leur faire prendre subitement la fuite dans toutes les directions ; mais je ne crois pas cette explication mieux fondée que celles données pour les faits relatés dans ce travail.

CHAPITRE VI.

—

DE

L'USAGE DU TABAC DANS L'ARMÉE

L'habitude de fumer est un plaisir qui
n'est bon qu'à désennuyer les fainéants.

NAPOLÉON Ier.

Dans les discussions qui surgissent fréquemment
entre amis et ennemis du tabac, les personnes qui
n'ont pas de parti pris sont en droit d'être étonnées du
peu de valeur des motifs allégués pour justifier l'habitude de fumer.

Que dit-on, en effet?... Que le tabac est un objet de
distraction; qu'il chasse l'ennui; qu'il fait passer le
temps. On dit encore, et c'est l'argument que je vais
combattre, que le tabac est nécessaire au bien-être des
militaires. « Comment! s'écrie-t-on, vous voudriez
donc supprimer le tabac dans l'armée!... »

Si, dans l'armée, les *fumeurs* sont en majorité, aussi
bien parmi les officiers que parmi les soldats, les *non-
fumeurs* sont pourtant assez nombreux pour que l'on

puisse affirmer que le tabac n'est nullement indispensable, et pour permettre d'établir une comparaison entre les uns et les autres, afin de rechercher de quel côté il y a le plus de bien-être et le plus d'ennuis. Toutefois, dans cet examen, il faut se placer au point de vue des simples soldats et non des officiers, qui ne forment qu'une faible minorité, et se rendre compte des conditions dans lesquelles ils se trouvent ordinairement, soit en garnison, soit en campagne.

A. — LE FUMEUR EN GARNISON.

Le soldat fumeur qui allume une pipe ou un cigare éprouve un certain plaisir, et même un grand plaisir, si l'*ennui* dû à la privation qui a précédé a été lui-même très-grand. Il en est de même pour le boire et le manger ; plus on *souffre* de la faim et de la soif, plus l'on mange et l'on boit avec plaisir. Il y a pourtant cette différence capitale que, dans ce dernier cas, il s'agit d'un besoin naturel, tandis que le besoin de fumer est complétement contre nature et le résultat d'une dépravation des sens. Mais, enfin, puisqu'il y a plaisir à s'infecter la bouche, le nez et les yeux avec la fumée de tabac, voyons combien de fois par jour un militaire peut se procurer ce plaisir.

On sait que le soldat ne touche en moyenne que de cinq à dix centimes de prêt quotidien. Avec un revenu pareil, lui est-il possible de satisfaire sa passion, même en dissipant tout ce revenu en fumée ? Mais eût-il du tabac à discrétion, qu'il rencontrerait encore des obstacles insurmontables ; les riches, comme les pauvres, ne fument ni autant qu'ils veulent, ni quand ils veulent, ni où ils veulent :

Les plantons près des autorités ne doivent pas fumer ; les factionnaires sont tenus de supporter cette privation, même lorsqu'ils ont les poches pleines de bons cigares. Dans les magasins à fourrage, il est absolument interdit de fumer ; j'ai vu exiger, avec raison, que les militaires allant à la distribution eussent les poches de blouses retournées, afin d'être bien sûr qu'aucune allumette n'était introduite frauduleusement dans l'enceinte. Dans les parcs d'artillerie, dans les poudrières, il y a aussi une consigne très-sévère contre les fumeurs. Malgré ces rigueurs, il n'y a guère d'année où l'on n'ait à déplorer quelque sinistre. En Crimée, la principale réserve de munitions a été complétement détruite par une terrible explosion. Heureusement, c'était pendant l'armistice ; sans cela, les Russes eussent pu profiter de cette catastrophe.

L'entrée des fabriques de poudre, de cartouches, de bombes et autres engins explosibles devrait être absolument interdite à tous les fumeurs, qui sont une menace permanente, un véritable danger public.

Quoique, en maintes circonstances, il soit défendu de fumer, il y a souvent des individus chez lesquels la passion dominante est assez forte pour étouffer le sentiment du devoir, et chez lesquels aussi l'ennui, la privation deviennent tellement intolérables, que l'attrait du tabac l'emporte sur le respect de la discipline. Mais alors arrivent d'autres contrariétés : la répression... Chaque année, le tabac est cause directe ou indirecte de beaucoup de punitions dont les *non-fumeurs* sont complétement affranchis.

Le besoin de fumer étant quelquefois plus tyrannique que celui de manger, le Gouvernement autorise chaque soldat à toucher tous les dix jours cent grammes de tabac, appelé *tabac de cantine*, au prix réduit de quinze centimes, au lieu de cinquante centimes que coûte, à Paris, le tabac ordinaire. Assurément cette mesure est essentiellement paternelle ; cependant, elle n'atteint pas tout à fait le but, et elle donne lieu à des récrimations. Et d'abord, tous les militaires qui composent un régiment ne sont pas égaux devant le tabac ; il faut établir des catégories et distinguer : 1º ceux qui ne fument pas ; 2º ceux qui usent du tabac quand ils en ont, et qui peuvent s'en passer sans trop de souffrance ; 3º ceux chez qui le besoin de fumer est si impérieux que, dans les occurrences difficiles, plutôt que de se passer de tabac, ils préfèrent vendre une partie de leurs aliments.

D'après mes recherches, la proportion sur 1,000 d'effectif peut être fixée approximativement :

```
Pour la première catégorie, à .........  100
Pour la deuxième     —     à .........  500
Pour la troisième    —     à .........  400
                                        ————
                           Total....  1,000
```

Les soldats du premier groupe pourraient s'abstenir de faire la dépense du tabac à bon marché ; mais ordinairement ils prennent la ration autorisée et la revendent aux fumeurs passionnés.

Quoique fumant peu, les hommes de la deuxième catégorie sont pourtant loin de pouvoir satisfaire leur penchant ; tout fumeur digne de ce nom est obligé de se priver sans cesse, s'il n'a d'autres ressources que le tabac de cantine. Pour en être convaincu, il suffit de savoir que les cent grammes de tabac ne donnent que trente pipes environ, soit trois pipes par jour. Pour ce groupe, le Gouvernement fait trop ou pas assez ; s'il n'intervenait pas du tout, l'habitude de fumer disparaîtrait peu à peu chez la plupart de ces *petits fumeurs ;* son intervention compatissante entretient le besoin sans le satisfaire.

Pour le *grand fumeur*, la ration quotidienne de 10 grammes aiguillonne la passion au lieu de la calmer. Dans les ennuis de la disette où il est perpétuellement, il se préoccupe de l'approvisionnement de tabac, comme une mère se préoccupe de la nourriture de ses enfants ; et je ne sais lequel des deux est le plus désolé lorsque les ressources sont insuffisantes.

Si les fumeurs sont peu satisfaits du tabac, quant à la quantité, ils ne se plaignent pas moins de sa qualité. Ils disent, à tort ou à raison, qu'il est haché *trop gros*, qu'il contient beaucoup de *côtes*, qu'il est de *mauvaise qualité.* Les méchantes langues, irritées par la privation, insinuent que les sous-officiers chargés de la distribution trouvent le moyen de fumer de bon tabac ou de bons cigares, tandis qu'eux... etc.

Les soldats qui ne fument pas sont toujours plus riches que ceux qui fument : une solde étant donnée, le moins gêné dans ses affaires est celui qui a le moins de besoins à satisfaire. Le fumeur qui a 20 centimes dans sa poche achète du tabac ; le *non-fumeur*, avec la même somme, peut prendre quelque chose d'utile à la santé aux jours de manœuvre ou lorsqu'il a à faire une corvée fatigante. On voit des enfants, économiser sur leur prêt pour envoyer un peu d'argent à leur vieille mère. Ceux-là ne sont pas des fumeurs.

Dans la cavalerie, la pipe est quelquefois cause d'accidents plus ou moins graves : Parmi les chevaux dont l'encolure est longue, grêle, flexible, il y en a qui ont l'habitude de rejeter brusquement la tête en haut et en arrière, jusqu'à atteindre la face du cavalier. En ce cas, si celui-ci a la pipe à la bouche, elle est souvent brisée, ou bien enfoncée violemment de manière à blesser le palais ou la gorge.

Le fumeur qui a quelque loisir, pense d'abord à sa pipe et *ensuite* quelquefois à ses livres. Le *non-fumeur* n'étant pas *distrait* par le tabac, pensera plutôt que l'autre à lire, à écrire, à étudier et à apprendre sa théorie. On constate que dans les écoles, et notamment à l'École polytechnique, les plus forts fumeurs sont ordinairement les derniers, et que les premières places sont ordinairement occupées par ceux qui ne fument pas.

Depuis quelques années, l'administration de la guerre fait les plus louables efforts pour élever dans l'armée le niveau de l'instruction qui, en France, est *inférieur* à celui des armées des pays voisins. Parmi les moyens propres à augmenter le goût de l'étude, il faut placer la suppression du tabac. Mon opinion peut prêter à la controverse ; on peut citer tel ou tel personnage plein de mérite, de science, de talents militaires et d'amour du travail, qui fume beaucoup. Mais je suis convaincu que ces qualités seraient portées à un plus haut degré encore sans l'intervention de l'herbe à Jean Nicot.

B. — LES FUMEURS EN CAMPAGNE.

Que faire en un bivac, à moins que l'on ne fume?

Si l'auteur de ce vers avait fait quelques expéditions, il aurait pu se convaincre qu'avec de l'argent dans sa poche et un désir dévorant de fumer, il y a quelquefois impossibilité de se procurer du tabac. Voici des exemples :

En 1845, une colonne partit de Bathna pour aller châtier quelques tribus du Bellezma (Algérie). Après un mois environ de marches et de contre-marches, les provisions se trouvèrent épuisées. Un ravitaillement impatiemment attendu n'arrivait pas.... Alors, la famine de tabac se fit sentir avec une rigueur extrême. Un de mes amis, devenu taciturne, maussade, errait autour du bivac comme une âme en peine, les yeux fixés à l'horizon, cherchant à découvrir la tête du convoi. Pour adoucir autant que possible les tourments causés par la privation de tabac, les soldats étaient réduits à fumer du marc de café, des feuilles d'arbres, et même des *excréments de gazelles !*...

M. Usse, officier de cavalerie en retraite, m'écrivait dernièrement : « Dans une expédition du côté de Ouargla, j'ai plus souffert du maudit besoin de fumer que de celui de manger. Mon esprit était soucieux, inquiet; j'étais agité, impatient; j'avais comme une sorte de fièvre. Tous les soldats qui avaient la passion du tabac se trouvait dans le même état. Dans le but d'apaiser un peu le besoin qui le tourmentait, mon ordonnance immagina de casser une vieille pipe culottée, et d'en mâcher les morceaux. J'ai eu recours au même moyen et je ne m'en suis pas trop mal trouvé... »

Voilà donc des fumeurs affamés au point de mâcher des morceaux de pipe imprégnés d'huile empyreumatique et de nicotine, ou de se parfumer la bouche avec des excréments de bêtes sauvages !... excréments, du reste, moins infectants, moins chargés de poison que le tabac. En campagne, les faits analogues à ceux que je viens de rapporter ne sont pas rares.

Pendant les marches de nuit, lorsqu'une colonne cherche à surprendre l'ennemi, des ordres sévères interdissent de battre le briquet ou d'enflammer une allumette, de crainte de donner l'éveil et de faire manquer le coup de main projeté. En ce cas encore, quel ennui, quelle mauvaise humeur chez les fumeurs passionnés !

Au siège de Sébastopol, pendant l'hiver 1854-1855, la disette pesait sur tous, notamment dans le camp anglais, où hommes et chevaux mouraient de faim. Mais les fumeurs étaient bien plus fortement éprouvés que ceux qui ne fumaient pas : chez eux, la privation du tabac aggravait la douleur causée par la privation de pain. Plus tard, lorsque les dons nationaux amenèrent une abondance relative de vivres et de tabac, les fumeurs eurent encore à supporter très-fréquemment les ennuis d'une diète forcée, parce que, pendant le service dans les tranchées, il était défendu de fumer, comme c'est la règle chaque fois que l'on se trouve à quelques pas des sentinelles ennemies.

Que l'on cesse donc de considérer l'habitude de fumer comme une source de bien-être pour le soldat : c'est là une grave erreur, avancée légèrement et répétée sans réflexion. Ce qui est vrai, au contraire, c'est que celui qui ne fume pas n'éprouve aucune des souffrances engendrées par le besoin non satisfait ; ce qui est non moins vrai, c'est que la masse des *soldats fumeurs* est presque sans cesse ennuyée, affamée, faute de ressources suffisantes pour se procurer du tabac.

C. — LES MACHEURS ET LES PRISEURS.

1º De toutes les manières de consommer le tabac, la plus dangereuse, la plus repoussante, mais heureusement la moins répandue, est celle qui consiste à l'introduire dans la bouche, à le mâcher, à le sucer pendant des heures entières.

Comment se fait-il que des hommes puissent arriver à se dépraver le goût au point de *mâcher* avec plaisir une substance aussi âcre, aussi irritante, aussi nauséabonde, aussi dégoûtante ! Pour expliquer une pareille aberration des sens et de la raison, il faut se rappeler que le soldat se trouve souvent dans des conditions où il lui est formellement défendu de fumer. Alors, pour calmer l'ennui causé par la privation, il met dans sa bouche une boulette de tabac, qu'il suce, tourne et retourne jusqu'à ce que les poisons aient été dissous par la salive.

Le besoin de mâcher devient peu à peu aussi impérieux que celui de fumer. C'est ce qui explique comment quelques hommes, très-bien du reste, finissent par être esclaves de cette habitude.

Lorsqu'il y a pénurie de tabac, la même *pilule* sert plusieurs fois : au moment des repas, ou avant de se présenter devant un supérieur, le soldat la place dans un coin ou dans son bonnet de police, d'où il la retire plus tard pour lui faire subir une *resucée*. M. Charles Dubois, capitaine en retraite, considère le *chiqueur* comme étant « tout à fait en dehors de la civilisation. »

La mastication du tabac augmente, au moins au début, la sécrétion de la salive et des mucosités buccales; de là ces crachements épuisants et repoussants.

Parmi les consommateurs de tabac, les mâcheurs sont ceux qui courent les plus grands dangers : comme ils ont presque constamment ce poison dans la bouche et qu'ils négligent les soins de propreté les plus élémentaires, les boissons et les aliments entraînent dans l'estomac le jus malfaisant qui imprègne la muqueuse, surtout chez ceux qui boivent sans retirer leur boulette. Il en résulte que tous les objets de consommation sont plus ou moins empoisonnés. Aussi, beaucoup de mâcheurs sont maigres, jaunes, ont les digestions troublées, éprouvent des douleurs d'estomac. On en a vu s'endormir la *pilule* dans la bouche, avaler cette pilule pendant le sommeil et se réveiller dans les angoisses d'un empoisonnement mortel.

2° Quoique les *soldats priseurs* soient assez rares, il ne faut pourtant pas les passer complétement sous silence.

Le priseur peut satisfaire son goût plus facilement
que le fumeur et le chiqueur ; d'abord, parce qu'il faut
moins d'argent, en général, pour garnir une tabatière
que pour garnir une blague ou un porte-cigares,
et ensuite parce que celui qui consomme le tabac en
poudre se permet de priser dans le service et même à
table, où il laisse souvent tomber la poussière sur ses
aliments et quelquefois aussi sur ceux de ses voisins...
Il en résulte des digestions pénibles ou des indigestions
plus ou moins graves, dont la cause reste le plus souvent inconnue.

M. Charles Dubois résume ainsi son opinion sur les
priseurs : « Le tabac en poudre fait toujours naître
dans le nez et la bouche une odeur de putréfaction
très-repoussante. »

Quoique j'aie en vue principalement le simple
soldat, je dirai cependant un mot relativement aux
militaires favorisés par le grade ou par la fortune.

D. — LES FUMEURS FAVORISÉS ET LES MALADIES.

Que le fumeur qui a de l'argent entretienne sa
passion avec le cigare, la cigarette ou la pipe, il lui
arrive fréquemment de tomber dans un excès compro-
mettant pour sa santé. De là, des infirmités, des maladies d'autant plus rebelles à tous les traitements que
les fumeurs ont rarement la force de volonté nécessaire
pour rompre les chaînes qu'ils se sont forgées si in-
considérément. Combien de fois les ai-je vus déplorer,
trop tard il est vrai, de s'être créé un besoin si impé-

rieux, si coûteux et si dangereux! Par contre, je connais quelques militaires qui ont eu le courage de rejeter complétement l'usage du tabac. D'après leur dire, ils ont été très-ennuyés pendant quelques semaines; puis la passion s'est éteinte insensiblement, et maintenant ils sont enchantés de la victoire qu'ils ont remportée sur eux-mêmes.

Parmi les militaires qui ont renoncé au tabac, citons, en outre d'un grand nombre de simples soldats : MM. Etasse, brigadier; Littaut, capitaine; Rassat, vétérinaire en premier; Cuignet, médecin - major; Retault, intendant-militaire; Desvaux, général de division; le maréchal Mac-Mahon; etc., etc.

Au Congrès scientifique de Chartres, M. le docteur Jules Guérin, président de l'*Association française contre l'abus du tabac*, a affirmé que le tabac exerce de telles modifications dans l'exercice des fonctions, que le médecin peut en reconnaître l'influence à la seule inspection des organes.

M. Michel Lévy, médecin consultant de l'Empereur et *inspecteur du service de santé des armées*, dont l'opinion a une grande valeur au point de vue militaire, a écrit dans son remarquable *Traité d'hygiène* :

« J'ai été consulté par plusieurs malades atteints de dyspepsie (digestion difficile) et de vomissements d'abord glaireux, puis alimentaires, survenant peu de temps après les repas... J'ai réussi à les faire cesser en exigeant des malades la renonciation complète à l'usage des cigares qu'ils fumaient immédiatement après le repas... L'abus du tabac fumé affecte directement le larynx, la trachée et le poumon, la voix devient rauque.... » Chez les fumeurs, « Laycock a noté des cas d'inflammation et d'*ulcération* du larynx ; ainsi s'explique en partie le *grand nombre* de stomatites saignantes que nous trouvons chez les militaires... »

Il faut croire que le soldat prussien est aussi fortement passionné pour le tabac. En effet, dans la campagne actuelle, nous voyons figurer un nouvel impôt de guerre, plus humiliant qu'onéreux : Dans les villes où ils passent, les officiers prussiens exigent que les habitants fournissent aux soldats du tabac ou des cigares. A Francfort, en 1866, cette armée envahissante avait déjà frappé la ville du même impôt.

Avant de terminer, je veux encore signaler un supplice dont le soldat est sans cesse menacé, qu'il soit ou non favorisé de la fortune : Pour fumer, trois choses sont nécessaires ; le tabac, la pipe, le feu. Que l'un de ces trois éléments vienne à manquer, tout est perdu. Voyez-vous l'état lamentable d'un fumeur qui a une pipe, du tabac et pas de feu !... ou qui a une belle pipe, du feu et pas de tabac !...

CONCLUSION.

Le soldat qui ne fume pas est moins tourmenté par les ennuis que le soldat qui fume.

Les fumeurs passionnés sont moins attentifs à leurs devoirs, subissent plus de punitions, sont plus souvent malades, font un moins bon service que ceux qui ont su se défendre contre les séductions du tabac.

Dans l'intérêt de l'armée, les efforts éminemment humanitaires de l'*Association française contre l'abus du tabac* doivent être secondés par toutes les personnes qu'anime l'amour de la patrie, et surtout par les fumeurs qui connaissent par expérience les inconvénients d'une habitude *si assujettissante, si coûteuse et si dangereuse* (1).

---

(1) Nous rappelons que les fumeurs peuvent faire partie de cette Association. Ne sont-ils pas les plus intéressés à connaître les dangers du tabac?

FIN.

IMP. CENT. DES CHEMINS DE FER. — A. CHAIX ET C, RUE BERGÈRE, 20, A PARIS. — 12206-0

9 782019 941963